AF372599

De l'harmonie et usage des parties du corps humain

Traduction ancienne en vers français du Poème latin de Jean LYGÉE, Médecin

(1556)

Publiée pour la première fois

PAR

Noé LEGRAND

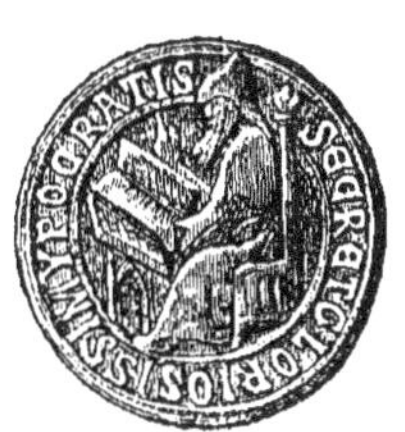

PARIS

HONORÉ CHAMPION

5, QUAI MALAQUAIS, 5

1911

N° 32

Bibliothèque historique de la « France Médicale »

De l'harmonie et usage des parties du corps humain

**Traduction ancienne en vers français
du Poème latin de Jean LYGÉE, Médecin**

(1556)

Publiée pour la première fois

PAR

Noé LEGRAND

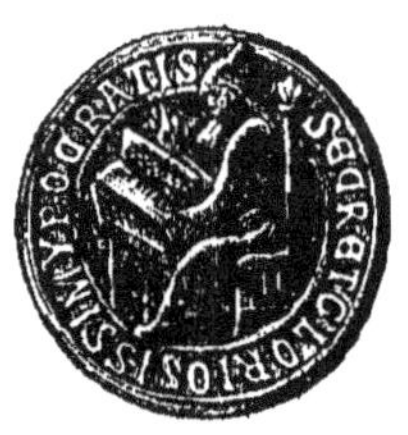

PARIS

HONORÉ CHAMPION

5, QUAI MALAQUAIS, 5

1911

De l'harmonie et usage des parties du corps humain

Traduction ancienne en vers français du poème latin de Jean Lygée, médecin
(1556)

JOANNIS

LYGAEI MEDICI DE HUMANI

CORPORIS HARMONIA

LIBRI IIII

*Doctiss. annotationibus et scholiis in physiologiæ
studiosorum gratiam illustrati* (1)

Tel est le titre du poème latin dont nous présentons
la traduction au lecteur.

« Jean Lygée, médecin français (2) du xvi° siècle, a
écrit sur les merveilles du corps humain et sur l'admirable harmonie qui y règne, un long poème qui a été
imprimé séparément, mais qui fait aussi partie des *Deli-*

---

(1) Lutetiæ, apud Mich. Vascosanum, 1556, in-4°.

(2) Kestner (*Medicinisches Gelehrten Lexicon... Jena, 1740*) dit
qu'il était parisien : « S. den Titul seiner *Aphorismorum Hippocratis.* »

ciæ poetarum Gallorum, in-32, t. III, p. 423 (1). »
Telle est, d'autre part, la brève notice que, dans son
Parnasse médical, Chéreau consacre à ce disciple
d'Esculape et d'Apollon (2). C'est qu'en 1874, au
moment où il publiait son important recueil de méde-
cins-poètes, Chéreau — qui n'était pas encore Bibliothé-
caire de la Faculté de Médecine de Paris — n'avait pas
vu l'exemplaire de cet ouvrage qui existe à la Bibliothèque de cet établissement. Ledit exemplaire en effet
(n° 5617), qui compte 36 feuillets chiffrés au recto, est
interfolié du commencement à la fin et enrichi de la
traduction en vers français tout à fait complète, de ce
curieux poème, écrite de la main d'un admirateur
zélé, mais encore inconnu.

Le texte latin compte exactement mille vers, la ver-
sion française en a le double ou, plus exactement,
1986 vers. Qu'on nous passe le mot, *la sauce a été
allongée :* c'est que le latin, si concis déjà par lui-
même, avait été serré le plus possible, comme le dit
l'auteur dans son avertissement, ne se proposant pas
de faire la description anatomique et physiologique
même et dans tous ses détails, des différentes parties
du corps, mais plutôt de dégager, d'un examen géné-
ral, le sens en quelque sorte philosophique de ce merveilleux mécanisme. Ses descriptions prêtent évidem-
ment à la critique et d'ailleurs quand une question
trop complexe s'offre à sa discussion, notre bon doc
teur s'en tire par quelques plus ardentes louanges à

---

(1) *Deliciæ poetarum gallorum hujus superioris que œvi illus-
trium...* Collectore RANUTIO GHERO [Pseudon. de GRUTERUS (*Johan-
nes*)]. Prostant in officina Jonæ Rosæ, 1609, in-32, t. III, p. 423
à 453.

(2) VAN DER LINDEN (*Lindenius Renovatus*) indique encore comme
ouvrage de Jean Lygée : *Hippocratis Aphorismi et Guilielm
Plauti interpretatione et Johan. Lygœi annotationibus illustrati.*
Parisiis, apud John. Faucherium, 1551, in-16. Lugduni, apud Caro-
lum Pesnot, 1582, in-16. Genovæ, ap. Jac. Stoer, 1590, in-16.

Dieu. Cependant, on trouve dans ses *Annotationes* des renseignements scientifiques fort précis et justifiant pour ainsi dire ses assertions poétiques.

En somme, à côté d'observations justes, ces théories semblent parfois comme la continuation des doctrines ou plutôt des traditions transmises par Barthélemy l'Anglais. Mais, fait assez remarquable, on peut voir qu'Ambroise Paré recueillant ces traditions s'est inspiré de l'œuvre de Jean Lygée dans quelques chapitres de ses *Œuvres* et qu'il y a inséré plus d'un passage de notre poète. Que l'on compare ce que dit — après Aristote et Pline sans doute — le médecin parisien, dans son chapitre 2 du livre 1er, « que nature n'a point été marâtre à l'homme », avec le passage correspondant que l'illustre chirurgien écrit bien longtemps après, démontrant « comme l'homme est plus excellent et plus parfait que toutes les bêtes ensemble » (1) : le langage est le même. Au surplus, dans les *notes* de Jean Lygée, il y a un pas-

____

(1) « Maintenant nous viendrons à déduire la grande excellence de l'homme et que ce grand Dieu, facteur de l'Univers, est grandement à admirer qui n'a point attribué à l'homme certaines commoditez comme il a faict aux animaux, scachant que la sapience lui pouvait rendre ce que la condition de nature luy avait desnié. Car encore qu'il vienne nud sur terre et sans aucunes armes (ce qui n'advient aux bestes qui ont cornes, dents, ongles, griffes, poil, plumes et escailles) il est, pour son grand profit et avantage, armé d'entendement et vestu de raison, non par dehors mais par dedans ; a mis sa défense, non au corps, mais en l'esprit ; de sorte qu'il n'y a ny grandeur, ny force des bestes ny la fermeté de leurs cornes, ny la grande masse de chair et d'os de quoy ils sont composez qui puisse empescher qu'ils ne soient domptez, ou prins et assubjectis sous la puissance et autorité de l'homme. »

« ... Dieu luy a donné par grande excellence, la raison, la parole et les mains et par ces trois prérogatives, il a trouvé premièrement par raison les choses plus nécessaires... il a inventé les lettres, dressé les arts méchaniques et libéraux... Il a écrit les livres, a rédigé par écrit les mémoires et spéculations des philosophes. tellement que par ce moyen nous pouvons maintenant parler et discourir avec Platon, Aristote et autres anciens autheurs.

(AMBROISE PARÉ. *Œuvres*, 6e éd. Paris, 1607, liv. II, ch. XXI.)

sage qu'Ambroise Paré a, pour ainsi dire, traduit textuellement et nous ne le donnons que comme preuve : *Voire mais, dira quelqu'un, écrit Paré, le lion est plus viste et plus léger que l'homme. Et bien, que s'ensuit-il pour cela ? — L'homme avec sa main et sa sagesse, qui aura domté le cheval, animal plus viste que le lion, maniant le cheval, il chasse et poursuit le lion : en reculant et fuyant, il se sauve de devant luy ; estant assis sur le dos du cheval, comme en un lieu hault et relevé, il choisit et frappe et tue le lion d'un espieu, ou d'une pertuisane ou d'une pistole ou autre arme qu'il voudra choisir* ». (*Œuvres*, liv. II, ch. 23.) — Et voici le texte de la note 9 de notre poème, folio 11 v°, se rapportant à un passage du chapitre 2 : « *Tacitæ objectionis est responsio quæ potuit esse : sed velocior est homine leo. Quid tandem est ? Homo sane equum domuit sapientia et manibus, velocius leone animal, quo utens et subterfugit et persequitur leonem et insidens, ex alto humilem infernumque illum percutit.* »

Nous nous sommes borné à donner la traduction de l'œuvre proprement dite (1) en laissant les *notes* de côté. Quant à cette traduction même, son caractère, parfois un peu lourd et nous dirions *entortillé*, n'échappera à personne — pouvait-il en être autrement ? —Certes, cela ne coule pas de source : le latin sobre, en quelque sorte schématique, et par là presque élégant, peut passer dans une œuvre où, déjà en 1556, l'auteur s'excusait auprès du lecteur d'avoir à employer des termes durs, insolites, des expressions tellement spéciales ! Il y était obligé par son sujet : *Fusa contraho, exuberantia coarcto ; si quando dure, austere, aspere vocum medicarum observationi*

---

(1) Nous y avons ajouté la ponctuation.

*prorsus adscribendum, cui majorem quam decebat
et fortasse exactiorem dedimus opera.*

« Sans doute, comme le dit Chéreau, la partie tech-
nique et descriptive de la Médecine, l'anatomie, la matière médicale ne sont susceptibles ni de développe-
ments oratoires, ni de couleurs poétiques.» S'il en est
déjà ainsi lorsqu'on est libre de suivre sa propre ins-
piration — et dans sa langue maternelle, — que dire de
celui qui songe à traduire du latin en français — et
dans le langage des Muses — une œuvre de ce genre :
ce sont difficultés réunies qu'il faut vaincre !

C'est pourquoi, sans lui tenir rigueur de l'embarras
que sa plume trahit parfois, il faut savoir gré de
ses efforts à cet intrépide anonyme, d'ailleurs sorti
vainqueur d'un pareil combat. Son zèle, sa constance
à transcrire dans notre langue cet ardent hommage à
la Science médicale, se voit encore dans le choix des
mots surchargeant parfois le manuscrit et que nous
avons mis en note. Rien n'a été *escamoté ;* mieux encore:
un chapitre lui ayant paru incomplet à son gré,
notre homme a eu cure de le parfaire en surajoutant
plusieurs vers latins, traduits incontinent !

Recueillons donc de bonne grâce et sans y regarder de plus près, ce docte avis final donné avec une si
belle assurance : *ita valetudinem tuam facile tue-
bere*, et retenons surtout dans cette œuvre l'expression
de l'admiration qu'inspirait à ce savant inconnu le
spectacle merveilleux du fonctionnement de tous nos
organes. A ce point de vue, si veilli que soit le poème
du médecin parisien, il n'en reste pas moins — précisé-
ment en raison des conquêtes si merveilleuses elles
aussi de la Science moderne — un thème toujours neuf.

Noé Legrand

LIVRE PREMIER

CHAPITRE I

QUE CHAQUE PARTIE DU CORPS A UN USAGE PROPRE (1).

En cet œuvre, par vers, à ceulx là je décris,
Qui l'art de médecine ont en honneur et prix,
Les parties du corps humain et d'icelluy
Les membres principaulx, comme chacun, en luy,
A son usage propre et sa proportion
En mesure et grandeur, sa situation,
Son nombre, sa figure et propre mouvement
Qui luy est par nature ordonné sagement.
Vous, sainctes déités, mon esprit conduisez
A ce présent labeur, et me favorisez !
Et toy, grand Apollon, qui es premier autheur
De l'art de Médecine et des vers inventeur,
Donne moi que j'écrive icy de doctes vers,
Et épluche avecq' moy les mouvementz divers,
L'usage et fonction des partz du corps humain,
Pour mestre l'œuvre à fin que tu m'a mis en main.

Dès le commencement premier de tout le monde
En la création de cete masse ronde,
Notre grand Dieu ayant, par le seule puissance
De sa parolle saincte et divine ordonnance,
Produit tous animaulx que l'air de toute sorte,
En tous lieux et les eaux et la terre supporte,
En fin l'homme créa, que seul il façonna
De sa main très sacrée, et vie lui donna
Par l'inspiratiou et souffle céleste
De son divin esprit, ainsy comme l'atteste,
Par une longue traicte et suite de l'histoire,
L'escriture sacrée à laquelle il fault croire.
C'est l'ouvrage excellent et chef d'œuvre plus beau

____

(1) Le titre du chapitre manque.

Que nature ait pourtrait de son hardy pinceau :
Animal sainct et sage auquel est admirable
De l'ouvrier la prudence et l'art inimitable.
Car quand je considère et contemple à part moy
La force et la beauté dont orné je le voy
Sur tous les animaulx ; quand je regarde encore
Cete face agréable et front qui la décore ;
Et quand l'homme je voy estre seul revêtu
De bras, de mains, de doigtz, instrumentz de vertu,
Je pense que ce n'est sans raison que nature
L'a voulu honorer d'une telle figure
Belle et droicte, n'aussy encore luy donner
Telz menbres, si ce n'est à fin de l'ordonner
Et destiner exprès pour en iceulx parfaire
Chose meilleure et plus grande que le vulgaire
Des aultres animaulx. Doncq'pour bien composer
Ce mien discours, je veulx par eulx le commencer.
Disant premièrement qu'il n'y a part aucune
Au corps humain oisive ou créé par fortune,
Mais qu'un divers usage a esté justement
A toutes départy dès leur commencement.

CHAPITRE II

QUE NATURE N'A POINT ÉTÉ MARATRE A L'HOMME

Mais avant que passer plus oultre, icy je veulx
Réfuter les propos et argumentz de ceulx
Qui estiment nature être maratre amère
A l'homme ; et au contraire estre une doulee mèrc
Aux aultres animaulx. En ce monde vient l'homme
(Disent-ilz) en pleurant, tout nud, abject et comme
Délaissé d'un chacun, impotant (1), sans avoir
Moyen de se défendre, ou bien de se mouvoir.
Au contraire, nature à tous les aultres donne
Des armes et aucun d'eulx elle n'habandonne

---

(1) Impuissant.

Sans moyen de défence. Elle arme les toreaux,
De cornes et, de dentz, les sangliers et porceaux ;
D'ongles, les ours ; les lions, d'une grande fierté
Et de force conjointe avecque cruauté ;
Elle donne aux chevaulx les ongles encornées ;
Les cornes ont été aux vites cerfs données ;
Les lièvres ont les piedz pour courir et aller,
Très légers ; les oiseaux, les plumes pour voler.
Le seul homme, au contraire, en sortant hors du ventre
De sa mère, tout nud, sans aucun secours, entre
En ce monde, pleurant : cete entrée première
Signifiant qu'il viént en un val de misère,
Déprouveu de moyen et si foible et débile
Que, rampant contre terre, à tous coups il vacille,
Roulant de çà et là, exposé à l'injure
De toute beste à qui il seroit la pasture
S'il n'étoit secouru, lesquelles toutes fois
Il dompte par après et soubzmet à ses loix.
Mais ces objections n'ont aucune apparence
De valeur, car estant l'homme plein de prudence
Et seul sage animal, n'avoit besoing de prendre
Telles armes à fin de s'en pouvoir défendre :
Il n'avoit point besoing ny de cornes branchues,
Ny de trenchantes dentz, n'aussy d'ongles crochues :
Pour les avoir tousjours promptement en tout lieu,
Ce créateur de tout l'Univers, ce grand Dieu,
Luy a donné les mains et la raison qui sont
Les instruments lesquelz de tous craindre le font,
Avecq' lesquelz il peult de l'ennemy rabatre
La fureur et de près résister ou combatre,
Telles armes prenant à fin d'user d'icelles
Promptement, comme à luy propres et naturelles.
Par la main et raison, sur un cheval monté,
La rage et la fureur du lion il a domté.
La main est l'instrument avecq'lequel il peult
Tous aultres instrumentz façonner comm'il veult :
Avecq les mains il faict l'ouvrage et la tissure
Des vestementz ; il faict des maisons la structure ;
Il dresse des autelz pour faire sacrifice ·

Aux Dieux ; faict leur image et bâtit l'édifice
De leurs temples sacrez, dont la voulte courbée,
Par colomnes de marbre est en l'air soulevée.
Des livres il écrit auxquelz est récité,
(Pour servir de mémoire à la postérité)
Ce que par les anciens fut congnu aultres fois.
Par les mains nous avons ainsy reçu les loix,
Les sciences, les artz, si bien que tu pourras
Traicter avecq' Platon, ou aultres que voudras
Doctes autheurs, de ce que scavoir tu demande.
Voilà comment, des mains est l'excellence grande.

CHAPITRE III

DE L'UTILITÉ ET USAGE DE LA MAIN DIVISÉE EN DOIGTZ

Doncques la main estant donnée à l'homme sage,
Laquelle avec raison il peut mettre en usage,
En plusieurs et longz doigtz est coupée et fendüe
A fin que toute chose aisément soit tenüe
Par icelle, et tous corps soient plus facilement
Empoignés ou petitz ou grandz ou aultrement,
Rondz ou longz ou carréz ou bien d'aultre figure.
Car en élargissant tous les doigtz par mesure,
Tous corps, tant grandz qu'ils soient, se peuvent empoigner
Et, serrant deux doigtz seulz, ne se peult désigner
Corps tant petit soit-il qui ne se puisse prendre.
Ainsy toute la main, quand on la veult étendre,
On voit estre partie en mainte decoupeure
Et séparation fort propre à sa structure,
A fin qu'elle se puisse en rondeur quelques fois,
A l'entour des corps rondz, courber avec les doigtz.
Mais parce qu'il y a des corps de telle sorte
Qu'ilz sont plus grandz souvent et plus gros que ne porte
L'ouverture et grandeur de la main, tellement
Que prendre on ne les peult d'une seule aisément,
Dieu, des choses provide et sage créateur,
A l'homme en donna deux d'une même grandeur

Pour pretter l'une à l'aultre un mutuel secours,
Pour aussy toutes deux estre prestes toujours
A mouvoir toute chose et corps qui leur seroit
Présenté au devant et qu'une ne pourroit,
Seule, mouvoir de lieu. Mais encor davantage,
En la formation des mains, Nature sage
A prins soigneusement garde que les cinq doigtz
D'un rang ne fussent mis et d'un ordre tous droictz ;
Car un aux aultres quatre elle en a opposé
Qui, courbe, leur pourroit (estant ainsy posé)
Donner un aide prompt à empoigner et prendre
Tous corps, tant que l'esprit petitz les peult cöprendre,
Si bien que ne leurs peult une espine échapper,
Ny une boucle ou poil qu'ilz ne puissent chapper.
Or ces doigtz ont esté faictz molz et arrondis,
En leurs extrémités et boutz estant munis
D'ongles fort durs, non point comme d'armes hostiles —
(Car telles armes sont plus propres et utiles
A tout aultre animal qui est brute et sauvage,
De sa nature estant l'homme paisible et sage,
Seul capable et orné de raison et justice) —
Doncques les ongles sont pour un meilleur office
Et usage donnés (1) aux doigtz : c'est à scavoir
Pour les rendre plus fortz et fermes, pour avoir
Meilleurs effectz, et pour leur servir de défence
Et couverture lorsqu'il leur vient quelque offence.
Les doigtz aussy sont rondz en long, car la figure
Ronde est à lésion moins subjecte et injure
Que les aultres et moins passible et davantage
Seule propre pour mieulx résister à l'outrage
De tous extérieurs accidentz, malaisée
A estre par iceulx corrompue et brisée.
Les ongles, au surplus, croissent tant seulement
En long, comme les poilz et cheveulz, lentement,
A fin de pouvoir mieulx, par leurs extrémités,
Estantz grandz, prévenir aux incommodités
Des choses qui pourroient dommage leur porter.

---

(1) créés.

Car, grandz, ilz peuvent mieux que petitz résister,
Et ont plus grande force au travail et labeur,
Pourveu qu'ilz soient égaulx à leurs doigtz en longueur.
Beaucoup d'utilités je veulx ici passer
Des ongles, si tu veulx couper, grater, raser,
Ecorcher, arracher : par un aultre instrument
Que des ongles cela ne se faict aisément.

CHAPITRE IV

DES OS DES DOIGTZ

Oultre les ongles sont les doigtz encore faictz
Et composés d'os durs avec meilleurs effectz.
Car combien que, sans os, ilz eussent peu avoir
Quelque force et vertu de s'étendre et mouvoir,
Ne pouvoient toutefois, sans icelles parties,
Leurs propres actions leur estre départies
Fermes assurément n'entières de tout poinct.
Car si dedans les doigtz d'os il n'y avoit point,
Ny dedans leur article, on ne pourroit, à cause
De leur mollesse, bien parfaire aucune chose :
A grand' peine auroit-on la force de couper,
De se défendre, ou bien son ennemy frapper ;
Ny de peindre, ou tirer quelque traict fermemèt —
Comme, à cause des os, il se fait seurement.
Or veu que les mains ont diverses actions,
Il est expédient, pour telles fonctions,
Les articles des doigtz avoir des mouvementz
Divers: pour cette cause ilz sont faictz d'ossementz ;
Plusieurs non d'un seul os, mais de trois assemblés,
Et d'un bel ordre entr'eulx à l'aultre accouplés,
A fin que se courber ilz puissent et s'étendre
Pour beaucoup d'actions, soit pour lacher ou prendre.
Ces os sont par dessus couvertz de tout costé
De muscles et de chair, en peu de quantité
Au dehors de la main : mais si tu veulx de près
Y regarder, assez épaisse tout auprès,

Aux costés, à l'entour et au dedans d'icelle,
A fin que mieulx dans soy elle tiene (1) et recelle
La chose que, liquide ou coulante (2), posée
On aura dans le creux de la main renversée,
De peur que ce qu'on veult garder de s'en aller,
Par les fentes des doigtz, ne se puisse écouler !
Voilà encor un' aultre utilité donnée
Très grande à cete chair qui est à l'entour née
Des mains : c'est qu'elle peult servir de couverture
Contre l'aspérité de l'hyver et froidure ;
Qu'elle porte le coup des cheutes et douleur,
Et du soleil ardent la brulante chaleur.

CHAPITRE V

DE LA FIGURE DES ARTICLES ET OS DES DOIGTZ

Faire icy mention d'oresnavant se doit
Et propos des trois os et articles qu'on voit
Aux quatre doigtz qui sont à la main atachés,
Tous droictz, l'un contre l'aultre, en un ordre couchés,
Lesquelz a ordonnés ainsy cet admirable
Formateur (3) de noz corps avecq'un' agréable
Et plaisante beauté. Or à chacun des doigtz,
Ces articles et os estantz en nombre trois,
Debvoient estre formés de diverses figures
Et, n'estantz plus de trois, moins subjectz aux injures
Ilz sont de chose externe, à quoy sont les parcelles
Plus subjectes beaucoup de notre corps lesquelles
Sont en nombre plus grand. Ces os sont en grosseur
Differentz l'un à l'aultre et encor' en grandeur :
Car l'article premier, qui à la main est joinct,
Est beaucoup plus épais et plus grand que n'est point
Le suivant, ainsy qu'est le dernier et troisiesme,
Moindre de toutes partz que n'est pas le deuxiesme.
Quant à ce qu'ilz sont rondz en long, ilz sont plus fortz
Pour l'incommodité moins sentir de dehors.

---

(1) garde. (2) fuyarde. (3) Créateur.

En leur partie externe ilz paraissent voultés,
Mais non point en dedans ny devers les costés.
— Dictes pourquoy cela est ainsy, je vous prie?
Leur plus grand force git en l'interne partie,
A rompre, à écacher, à empoigner et prendre
Plusieurs choses — ce qu'ilz ne pourroient entreprendre
De faire s'ilz estoient, comme ilz sont au-dessus,
A l'endroit du dedans, ou voultés ou bossus. —
Mais quant à l'entre deux et costés, aux endroitz
Où se touchent l'un l'aultre et se joignent les doigtz,
Par ce qu'il est besoing qu'ilz se pressent si bien
Que de cet entredeux (1) il ne paroisse rien,
Ny de fente tant soit petite se gardantz
Et se couvrantz l'un l'aultre et par ainsy domptantz
Toute sorte de mal et péril, ilz n'avoient
Besoing d'estre courbés en telz lieux, si n'estoient
Ceulx des extrémités : Doncques pour raison telle
L'enceincte basse au doigt plus petit aussy celle
Qui est plus haulte au poulce ont ainsy obtenüe
Une forme laquelle est courbée et tortue.

CHAPITRE VI

DE L'ARTICULATION ET JOINCTURE DES OS AUX DOIGTZ

L'articulation des doigtz et la joincture
Est un miracle grand encore de Nature ;
Car tout ainsy comm'est le gond à une porte,
Ou pivot affiché dans la piere qu'il porte,
Ainsy est un article et os, bien fermement
Dans un aultre fiché d'un juste assemblement.
Car si la cavité en la joincture estoit
Plus spacieuse et plus ample qu'elle ne doit,
L'article, lequel entre en l'aultre, demeurant
Trop lâche, tomberoit et justement n'estant
Conjoinct, son action ne seroit assurée,
Et étroicte feroit un tardif mouvement

---

(1) Intervalle.

Et difficile : mais on ne voit nullement
L'un ny l'aultre advenir, en quoy assez paroit
Le juste assemblement des os et se congnoit.
Ainsy plus rarement à cete occasion
Se faict la dénoëure et dislocation,
Et on ne voit jamais icelle au corps se faire
Sans un très grand effort et extraordinaire.
Davantage n'estant encor'cete structure
Hors de doubte et si bien de tout poinct ferme et seure
Que ne peut l'action d'icelle et mouvement
Se faire sans travail et pène aucunement,
Nature a appresté, pour rendre plus facile
Ce mouvement, double aide et secours fort utile :
Scavoir un cartilage (1) à la teste poreuse
Des os et une graisse et matière onctueuse ;
L'un pour enduire l'os d'une visqueuse humeur,
L'aultre pour l'arroser d'une grasse liqueur.
Cela estre sembloit ouvrage suffisant,
A un tel artifice assez apte et duisant
Pour du tout empêcher que la luxation
Des membres ne blessat l'office et action ;
Nature toutes fois, par une grand sagesse,
A ce ne s'assurant et prévoyant (comme est-ce)
Que les hommes seroient agités de tormentz
Et travaulx, de chaque os tira les ligamentz
Par lesquelz les os soient (2) l'un à l'autre atachés.
De ces ligamentz sont les uns sur l'os couchés
Et tendus en façon de nerfz gros fortz et rondz ;
Les aultres sont plus platz et plus subtilz et longz,
En façon de membrane, à fin de retenir
Les articles plus gros des premiers et munir
Les gros os des plus gros et, par les platz et moindres,
Les petitz os entre eulx assembler et conjoindre.
Dieu remply de sagesse immense et infinie,
Toutes ces choses a, d'une grande harmonie,
Disposé pour tout os article et mouvement
Qui est au corps humain et principalement

---

(1) Est un tendron. (2) Sont.

Aux doigtz, lesquelz donnés aux hommes ont esté
Pour un grand ornement et une grand'beauté.
Et bien qu'en iceulx soit l'articulation
Petite, toutes fois veu la proportion
Des os, les cavités sont faictes justement,
Les joinctures aussy y sont fort propremèt
Ceintes de toutes partz de lisse cartilage
Et membranes en rond qui font cet assèblage.

CHAPITRE VII

DES SOURCILZ DES DOIGTZ

Les os sont oultre plus de leures et sourcilz
Revêtus, toutes fois pas égaux ne sont ilz
Par tout. Car des sourcilz la partie laquelle
Est en dehors est bien plus ample et grosse ; et celle
Plus petite est beaucoup qui au dedans se voit.
Si la moindre partie et plus petite estoit
Au dehors de la main, permettroit qu'en arrière
Les articles tendus fléchiroient au contraire
Si la grosse au dedans seroit pour detourber
Et empêcher les doigtz d'en dedans se courber.
Or a privé ces os de mouëlle Nature
A cause que estantz nudz, presque sans couverture,
Ils estoient plus subjectz aux incommodités
Externes : c'est pourquoy denses de tous costés
Et solides ilz sont, pour que leur petitesse
Récompensée soit en force et en addresse.

CHAPITRE VIII

DES NERFS ET VENES DES DOIGTZ ET AULTRES PARTIES DU CORPS ET QU'ELLES SONT LES PARTIES DONT IL N'EST BESOING DE TRAITER.

S'offrent en ordre encor les menbranes nerveuses,
Les muscles, les tendons et les fibres charneuses

Qui font d'un mouvement divers les doigtz mouvoir.
A fin de discourir icy de leur debvoir,
Et de leurs fonctions, ce que nous delairrons (1),
Pour le présent, des nerfz et venes nous dirons
Ce que des bons autheurs avons sommairement
Retiré, à sçavoir d'où leur commencement
Ilz prenent en noz corps, et par (2) quelles parties
Leurs vertus (3) sont en nous et forces (4) départies
Selon l'opinion d'Hippocrate et sentence
Des aultres qui premiers ont l'art et la science
De médecine mis en lumière et clairté,
Y a triple vertu en nous et faculté
Qui gouverne noz corps et par un mouvement
Les régit, qui, en nous, se faict obscurément.
L'animale des trois est la première, ayant
Son siège au mol cerveau, par les nerfz envoyant
En tout le corps humain le sens et mouvement.
L'aultre, qui est vitale, a son commencement
Et source du cœur chauld, d'où la chaleur et vie
Par les artères est en tout le corps ravie.
La tierce est naturelle, ayant son siège au foye
Qui tout le corps nourrit du sang qu'elle renvoye
Et disperse en tous lieux du corps, par les vaisseaux
Des venes qu'elle a mis en nous, comme canaulx
Des humeurs. Mais ce n'est à nous d'en disputer
Plus avant, je lairrez cela à discuter
A ce grand Hippocrate et à Platon, ès lieux
Que toy, docte Galen, a prins et cité d'eulx.

CHAPITRE IX

DE LA PAUME DE LA MAIN

Mais pourquoy de la main ainsy sans poil et nette
Fut la paulme, et pourquoy creuse fut-elle faicte ?
Chacun des quatre doigtz a un muscle charneux
Fort petit, et de grandz le poulce en a eu deux,

---

(1) laisserons. (2) en. (3) forces. (4) vertus.

Par les quelz, dans la main, la partie qui est
Plus charneuse, en tumeur élevée, paroist
Et la paulme plus basse et creuse est demeurée.
Nature aussy la peau de la main a créé
Lisse et sans poil, à fin qu'en l'interne partie
D'un exquis sentiment icelle fut garnie,
Pour des choses asseoir plus certain jugement
Qui tombent soubz le sens de notre atouchement.

CHAPITRE X

DU COUDE, DU BRAS ET DU RAYON

J'ay, jusques à icy, expliqué bresvement
La fabrique des mains et des doigts. Maintenant,
En bref, j'expédiray l'articulation
Et ferme liaison du coude et du rayon
Avecque le poignet, et de tous ossementz
Du poignet (1) je diray encor les mouvementz.
Tout mouvement des mains dépend des os du bras :
Le coude les estend et fléchit, mais en bas
Et en devant, ou bien pencher à la renverse
Le rayon les contrainct d'une façon diverse.
Le fréquent mouvement et agitation
De la main montre bien (2) d'où vient cete action.
Mais icy je ne peulx n'admirer la grandeur
Des faictz de notre Père et sage Créateur
Qui les membres bien longz comme la cuisse faire
D'un seul os a voulu ; le poignet, au contraire,
Qui est de tout le corps une part si petite,
De tant d'os a esté, et si petitz, construite.
Cela n'a esté faict que pour un grand usage,
Car nous tenons pour vray qu'en ce bel assêblage
Des os du corps, les partz faictes et composées
De plusieurs os, tousjours tres fortes sont prisées
Et un brave guerrier, aux armes bien expert,
D'un plastron (3) ou bouclier sera toujours couvert

---

(1) carpe. (2) démontre clairement. (3) poutail.

Façonné de plusieurs tablettes et petites
Lames de fer, de peur que si tost, ne si vite,
Ny si facilement, en combat ou duël,
Il ne soit enfoncé par l'ennemy cruel.
Mais pour quelle raison, je vous pri, dictes moy,
Huict os sont-ilz donnez au poignet, et pourquoy
Quatre à l'avant poignet ou paulme seulement ?
Il y a quatre doigtz qui, seulz, commencement
Ont de l'avant poignet car, comme déclaré
Nous avons cy dessus, n'est joinct et inséré
Le poulce à icelluy ; encore la teste dure
Et tuberosité du coude a sa joincture
Et liaison avecq' le carpe par plusieurs
Qui sont tout à l'entour ligamentz fortz et durs.
Si Nature au poignet ou carpe seulement
N'eut donné que quatre os, ilz n'eussent nullement
Peu suffire, à raison de leur briesveté
Et petitesse. Mais ell'en a adjouté
Quatre encore à iceulx, les ayant disposés
A double rang estantz décentement rangés,
Propres pour recevoir dedans leur cavité
Cete teste élevée et tuberosité
Qui est au bout des os de la paulme éminente,
Avecque liaison forte ferme et décente.
Aussy huict os en nombre au carpe (1) sont donnés,
En dehors tous courbés et bossus façonnés,
Mais caves en dedans ; pourquoy ça je vous prie ?
— De peur que, si la main est de paralisie
Ateinte quelquefois, ne fléchisse en arrière,
Ou bien se lache aller en quelque aultre manière.
Plus, en la commissure et en l'assemblement
Des os de tout le corps, et principalement
De ceulz qui sont plus grandz, de l'os celle partie
Qui entre en l'autre doibt estre lisse, arrondie,
Et bossue en dehors ; mais celle qui reçoit,
Creuse et cave en rondeur en dedans estre doit
De tous costés, afin que de celluy la teste

---

(1) poignet.

Qui entre dedans l'aultre et s'insère ou arreste
Dedans la cavité ne puisse aucunement
S'user et consumer jamais en mouvement.
Doncq', puisque le poignet du coude et du rayon
Est aux extremités conjoinct avec raison,
Ces os ont telle forme et figure, à sçavoir
Dehors bossue, et creuse en dedans, deu avoir.
Or, du rayon semblable et du coude n'est point
La situation : en droicte ligne est joinct
Le coude aux aultres os, mais est obliquement
Le rayon à iceulx ataché fermement.
Estre diverse a deu leur situation,
Pour plusieurs (1) mouvementz et diverse action
Qu'ilz ont entre eulx. Ainsy pour leur divers office
Nature sage usa d'un divers artifice
Pour les placer. Le coude est du fléchissement ;
Mais le tournoyement et la conversion
Qui se faict à costé, provient d'un seul rayon.
Mais puisque tout si bien à esté disposé
Par nature, pourquoy a-t-elle ainsi posé
Le rayon sur le coude, en façon que l'un semble
L'aultre porter ainsy comme ilz sont joinctz ensemble ?
L'os du coude est plus long que celluy du rayon,
Et est chose décente en situation
Des os, que les plus courtz et petitz soient portez
Et soustenus des grandz. En leurs extrémités
Ces deux os sont renflés, s'enlevantz en tumeur
Pour donner plus de force à l'article et vigueur.
Mais la part du milieu de tous deux est plus tendre,
Plus gresle, et plus petite afin que puissent prendre
Les muscles celle part leur certain lieu (2) et place,
Et remplir ce qui est entre eulx de vuide espace.
Les saillies ainsy qui, à la fin et poincte
De l'os du coude, sont emboetés (3) et joinctes
Avec l'os du bras, de leur extrémité
Remplissantz d'icelluy la sinuosité
Où leur place elles ont, aux mains le mouvement

(1) divers. (2) siège. (3) enlassées.

Font de l'extension ou du fléchissement.
Ainsy comme toujours tiennent la main couchée
Les ligamentz (1) qui sont au bas, ou renversée.
Mais pourquoy est du bras plus fort et plus grand l'os
Que du coude ? Le bras a des muscles plus gros
Que le coude et plus grandz, et la raison demande,
Que l'os qui est dessoubz soit de masse plus grande,
Pour des musles répondre à la proportion,
De mouelle farcy pour sa nutrition.
Or le bras n'a qu'un os et le coude, au contraire,
En a deux, car le coude est l'usage ordinaire
Plus fréquent que du bras : doncque pour le tenir
Plus fort il fut besoing de double os le munir.

CHAPITRE XI

DES JAMBES ET PIEDS

J'ay jusques à icy par (2) mes vers récité,
Au plus bref que j'ay peu, et à la vérité,
A ceulx qui suivent l'art de médecine, quelle
Est des mains l'harmonie et la fabrique belle.
Il reste maintenant que d'une mesme suite
Et méthode, des piedz et jambes soit descrite
La composition, structure et ornement.
Mais d'un cœur humble, icy, je veulx, premièremêt,
Du grand Dieu souverain implorer la faveur,
Et l'aide auquel il fault donner los et honneur
De ces beaux et grandz faictz. Et la sagesse exquise
Louër de l'ordre et loy qu'aux membres il a mise,
Et l'artifice grand duquel il a usé
Es parties du corps dont il l'a composé.
A l'homme seul il a se tenir ordonné
Tousjours droict sur les piedz, comme il luy a donné
Ses deux mains au devant et, au dessus, les yeulx,
Pour les avoir tousjours élevez vers les cieulx,
Par la subtilité de son esprit, la cause

---

(1) fortz liens. (2) en.

Obscure et la raison cerchant de toute chose.
Tous aultres animaux tienent leurs corps penchés
Contre bas et les yeulx vers la terre couchés.
Que si par adventure il semble les oiseaux
Et la teste (1) et les yeulx dresser vers les cieulx haultz,
Comme faict le poisson qui, ayant sur la teste
Les yeulx, à contempler les haultz cieulx les arreste,
Ilz le font toutesfois sans raison n'y prudence
Et sans avoir de Dieu aucune cognoissance.

CHAPITRE XII

QUE C'EST LE PROPRE DE L'HOMME DE S'ASSEOIR.

Davantage a voulu la nature prudente
L'homme seul se pouvoir, avecq'forme décente,
Tenir assis. Ainsy comme, seul, il se tient
Tout droict et élevé, ce qui point ne convient
Aux aultres animaulx qui, ignorantz les choses
Divines et du ciel n'en cognoissent les causes,
Afin qu'estant debout, ou bien il puisse
Faire toute action de la vie et office,
Et tout œuvre divers mettre à fin dextrement.
Or, puisque nous avons un père si clément
Que part il nous ait faict et rendus bien heurés
De si beaux dons, lesquelz il n'a point conférés
Aux aultres animaux, et donné cognoissance
Du bel ordre qu'il a mis à notre naissance,
Et l'esprit et les mains devers les cieulx tendons
Et l'honneur qui deu est à ce grand Dieu rendons,
Ouvrier trés merveilleux, très prudent et très sage,
Autheur d'un si grand bien et d'un si bel ouvrage !
Doncques comme la main est le vray instrument
Pour prendre et empoigner toute chose aisément,
Ainsy pourras le pied propre organe appeler
Pour partout (2) te conduire ou tu vouldras aller.

(1) regarder. (2) ès lieux.

CHAPITRE XIII

DE LA FIGURE ET USAGE DES PIEDS

Oultre ce, s'il te plaist contempler la figure
Du pied tu cognoitras qu'il est en la structure
Large, long et mollet, fendu eu plusieurs lieux,
Ce qui te semblera estre faict pour le mieux
Par nature et non point sans raison apparente.
Car telle forme faict que, lorsqu'il se présente
Quelque lieu difficile, il n'est empêchement
Qui nous puisse garder d'y aller promptement,
Soit que monter en hault d'une colline il faille,
Ou sur un hault rocher ou sur une muraille :
Le pied est cave et creux au dessoubz, à l'endroit
Où il touche la terre ; au dessus on le voit
Estre voulté et hault. Nature industrieuse
Pour rendre cete part ferme et laborieuse
Justement (1) l'a doué d'une telle figure,
Ayant aux actions convenable structure,
De là vient le marcher qui se faict aisément,
Dressant de l'un des piedz la terre fermement
Qui est soubz luy, et ce, par vertu et puissance
Propre à luy dont, il est pourveu dès sa naissance
Et mouvant l'aultre jambe à son tour tout ensèble
Alternativement ; davantage ressemble
Le pied estant fendu et départy en doigtz,
Et en orteils divers distinct comme tu vois,
Aux paulmes et aux mains, ce qui faict qu'en tous lieux
Fermement il s'appuye et qu'il s'arreste mieux.
Ainsy chacun des pieds en ses doigtz (2) disposé
Semble aux mains. Toutes fois n'est le poulce opposé
D'un aultre ordre ou contraire aux aultres doigtz, commêt
Aux mains, car les piedz sout organe et instrumêt
D'arrêst et fermeté pour tenir le corps stable.
Or nous voyons les piedz d'un ordre émerveillable

---

(1) à bon droit. (2) orteilz.

Se partir en cinq doigtz font tendres et molletz,
Dont les quatre petits sont composés et faictz
Chacun de triple article et le poulce, ou gros doigt,
De double article (1) joinct et composé se voit
Estre tant seulement comme estant racourcy,
 Bien que plus gros. Pourquoy cela va il ainsy ?
La partie du pied interne est élevée
Et haulte à la façon d'une voulte cavée,
Et courbe par dedans ; doncq'à bonne raison
De nature elle a deu avoir telle façon
Qu'en ses extrémités, comme un seur fondement,
Elle aye les doigtz longz pour un soubassement,
Estant tant seulement composée de deux os
Celluy de tous orteilz qui paroit le plus gros.
 Par ordre, après les doigtz du pied, s'ensuit la plante,
Cave et creuse et aux os du gros doigt adhérente,
Ains plus tôst joincte aux os des cinq doigtz disposés
Au pied, d'un ordre égal ces cinq doigtz opposés
A la plante du pied font que pareillement
D'os elle n'a point eu que cinq tant seulement.
Le tarse et col du pied après la plante suit,
De quatre petitz os tant seulement construits
Fort solides et durs, sans aucune mouëlle.
Le talon vient après, dont la structure est telle
Qu'estant faict pour l'assiette (2) et pour le fondement
De tout le corps humain (3), il passe entièrement
Tous aultres os du pied en poidz et en grandeur
Comme ayant plus que tous de force et de vigueur.

CHAPITRE XIV

DE LA JAMBE ET DES OS D'ICELE

De la jambe, les os me restent maintenant
A traicter et d'iceulx le juste assemblement,
La figure fragile et situation,
La force, la grandeur et l'opération (4).

---

(1) deux articles. (2) le soustien. (3) de la jambe et du corps.
(4) encore l'action.

Tout bien considéré et au vif comme il fault,
La grève de la jambe est grosse par en hault,
Mais gresle par le bas, devenant à la vue
D'une traicte toujours de plus en plus menue,
Entre toute aultre chose estant, en sa partie
Du devant, d'une espine et areste assortie
Qui est d'un sentiment très exquis et s'assemble
Par le moyen d'un fort et nerveux ligament
Qui les tient et étreint toutes deux fermement
Au talon yvoirin par le bas accouplée.
A la cuisse velluc est par hault assemblée
La soubz greve, combien que gresle et déliée
Elle soit, néant moins estant joincte et liée
A la grève en dehors et vers l'extérieur
D'icelle, lui fornit la force et la vigueur,
Pour beaucoup de raisons commode et proffitable
Et à la jambe molle utile et convenable.
Car les muscles d'icelle elle empêche et engarde
Et tous (1) aultres vaisseaux que, par aucun mégarde,
Ilz ne soient offensez, les défend et assure
De reçevoir par chose externe aucune injure.
Davantage la grève estre moindre il se voit
Que la cuisse : pourquoy ? Parce que s'elle estoit
Plus grosse, par son poidz et fardeau, arresté
Seroit son mouvement et sa célérité (2) ;
Si plus petite et gresle au contraire elle estoit,
L'homme debout cuidant (3) se tenir ferme et droit,
Tomberoit à toute heure. Ainsy, pour telles causes,
Nature créatrice et la mère des choses,
Sage, luy a voulu la soubz-greve adjouter
Pour le poidz et grosseur de la jambe éviter,
Afin aussy qu'estant plus valide et plus forte,
Située au dessoubz la cuisse elle supporte.
Or la jambe à la cuisse est joincte étroictement
Par le moyen d'un dur et ferme ligament,
Lequel a esté mis par l'aide (4) de nature
De tous costés autour cet article et joincture,

---

(1) les. (2) légèreté. (3) pensant. (4) la sage.

A fin de la munir et empêcher la cuisse
Que plus loing de la jambe éloigner ne se puisse,
Tendant ou fléchissant ce membre davantage.
Cet article a esté par la nature sage
Tout couvert par devant de l'os de la molette,
Pour tenir fermement la cuisse en son assiette
Et le genoil aussy gardant que plus avant
Coulant il ne s'advance et se ploye en devant.
Cette rouëlle encor a vertu d'empêcher
Que notre corps ne vienne à soubdain trébucher
Et, penchant en devant d'une cheutte massive,
Ne tombe pas son poidz en lieu bas et déclive.
Mais entre tous les os dont le corps se compose,
Faicte grande a esté la cuisse, non sans cause,
Car du corps tout le faiz et masse elle soutient,
Atachée d'un lien qui fermement la tient,
Dedans les cavités d'aultres os arrestée ;
La teste de cet os est ainsi emboitée
Par un assemblement subtil et merveilleux
Dans la capacité de la boite et du creux
Du large os de la fesse ; et dedans toutes fois
Elle se tourne et vire, encore qu'en ces endroitz
Retenüe elle soit par un fort ligament
Gardant qu'elle ne soit blessée aucunement.
Or cet os n'a esté formé en sa longueur
D'une suite tout droict, mais vers l'intérieur
Et ie derrière il est bossu et enlevé ;
Au dehors et devant est camus (1) et cavé
Car ceulz aux quelz il est de plus droicte figure
Qu'il ne doibt, sont jambars et ont de leur nature
La jambe torse, ayant le genoil de costé
Tourné vers le dedans et comme de bocté.
Voilà comment en nous est naturellement
Des jambes, piedz et mains, basty l'assemblemêt :
Membres pour la beauté et la force ordonnez,
Et pour meilleure vie en l'homme destinés.

FIN DU PREMIER LIVRE

(1) il est creux.

LIVRE SECOND

CHAPITRE I

DES PARTIES DÉDIÉES A LA NOURRITURE ET DE L'ESTOMACH OU VENTRICULE

Cy dessus, au premier livre de ce traicté,
J'ay, le plus bresvement que j'ay peu, récité
Des piedz et mains l'assiette et bel assemblement,
Le nombre, la grandeur, l'ordre et le mouvement.
Mais à cause qu'il est besoing que ces parties
Soient assiduellement d'un propre suc nourries,
Par l'opération de la chaleur, laquelle
Est née avecque nous et nous est naturelle,
Comme les aultres partz qui restent à décrire
En ont besoing aussi, il nous fault icy dire
D'où vient cete action et traiter maintenant
D'où cete faculté a son commencement.
Et à fin que ce mien labeur soit composé (1)
Et (2) successivement par bon ordre dressé,
En cet endroit je veulx commencer par le vêtre,
Comme celluy lequel pour nourrir le corps entre
Tous aultres a l'office et premier lieu, partie
Pour cuire la viande expressement bastie
Par nature provide. Or doncq' le ventricule
Recevant du tuyau de l'esophage, ou gule,
Le boire et le manger (3) en la bouche maché,
Et comme par les dentz moliné et tranché,
Le change en un suc blanc, par la vertu coctrice
Que Dieu luy a donné propre pour son office.
De là, le chil est faict, lequel à la même heure
Que le pylore, ou bien la porte et emboucheure
Basse de l'estomach, vient à s'ouvrir, descend

---

(1) je commençai. (2) soit. (3) la viande.

Dans le gresle intestin, auquel endroit il prend
Desjà quelque pourtrait et quelque forme rude
De rouge sang ravy par la grand multitude
Des venes que l'on voit s'aboutir et descendre
Aux intestins. Après tout ce chil (1) se vient rendre
Plus oultre et est porté au gros trouc de la vene
Dite porte du foye, où enfin la couleur
De pur et rouge sang la nature et chaleur,
Et vraye forme il prend. Puis par la vene creuse
Et les branchus rameaux qu'ell'épand plantureuse,
Du corps il se transporte en toutes les parcelles,
Et par l'aide et moyen de chaleur, à icelle
S'atachant (2) et colant, se tourne en nourriture,
Suivant leur naturel et leur température.
Mais sans passer plus loing décrivons la posture,
La situation et décente figure
Du ventre et estomach, sa composition
De tayes et aussy faisons description
Des insignes vertus qui naturellement
Sont infuses en luy. Doncques premièrement
L'estomach de nature a sa place et son lieu
Du corps de l'animal justement au milieu,
Combien que dicelluy la partie plus grande
Devers le costé droict plus décline et s'estende,
Par sa bouche d'en hault encor le ventricule
Est joinct et adhérent à l'ésophage ou gule,
Duquel il tire à soy la viande machée,
Avecq' les filets droictz dont sa taye est lassée.
Or en un tel endroit, a esté l'esophage
A icelluy conjoinct et donné comme un large
Et prompt canal duquel subvenu il seroit
Si du boire et manger parfois il se trouvoit
Grevé et empesché. Car lors pressé d'iceulx
Indigestes et crudz, en suc alimenteux
Non encore reduictz, chassant et repoussant
Dehors ce qui le grève et qui luy est nuisant,
Par sa propre vertu expultrice, ainsy comme

(1) suc. (2) se fichant est tourné en propre nourriture.

D'un aiguillon poignant il vient exciter l'homme
A promptement vomir, afin que soulagé
Il soit du lourd fardeau dont il estoit chargé (1).
Il a double membrane et taye entre aultre chose
Pour sa matière propre et dont il se compose :
L'une à scavoir l'externe est de fibres tissue
Et filetz traversantz. L'aultre interne est vestue
Et faicte de filets et fibres qui sont droictes,
Desquelles il se sert comme de mains étroictes
Et longues pour tirer à soy abondamment
La viande (2) en mangeant comme semblablement
Les filetz traversantz les viandes, alors
Que cuictes elles'sont, d'icelluy poussant hors.
Ayant donc l'estomach prins sa place au milieu
Du corps humain, estant posé en un tel lieu,
Entre la rate molle (3) et le foy, à bon droit
Pour raison bonne et juste (4) forme avoir il dubvoit
Ronde et longue tirant selon sa rectitude,
En enflure et rondeur tendue (5) en longitude,
Afin que place il face à la rate, à l'endroit
Du senestre costé et au foye du droit,
Duquel l'office estant d'attirer et de cuire
La viande et en suc et chil blanc la réduire,
Pour cet effet il a indubittablement
Besoing de chaleur forte et d'un feu vehemèt.
Car la seule chaleur qui luy est naturelle
Suffisante n'est pas, n'assez forte afin qu'elle
Puisse cuire et changer une quantité grande
Prinse en mesme repas de diverse viande.
Doncq' pour cete raison nature, industrieuse
Mère, de notre bien et santé soucieuse, (6)
A rangé, çà et là, autour du ventricule,
Les membres contigus qu'ainsy ell'accumule,
Comme estantz l'entretien et vraye nourriture
De la vive chaleur qu'il a eu de nature.
Le foye, au costé droict, comme une grand marmite

(1) De ce qu'il a mangé. (2) toute chose. (3) noire. (4) et pour
juste raison. (5) en rondeur s'abaissant estroicte. (6) curieuse.

Bouillante la recéle, au costé gaulche habite ;
Par derrière sont mis les muscles de l'espine ;
Pour mesme usage aussy par devant est voisine
La coiffe à celle fin de rechauffer le ventre
En cet endroit. Voilà comme est l'estomach, entre
Les membres que j'ay dict, lesquelz tout l'environnèt
Et une grand chaleur de tous costés luy donnent.

CHAPITRE II

DE LA COIFFE

Sur tous les intestins la coiffe est disposée,
Comme flotant dessus icelle est composée
D'une double tunique et taye fort menue,
Et nerveuse, laquelle en dedans est tissue
D'un lassis de beaucoup de venes fort frequêtes
Et proches l'une à l'aultre et d'artères batantes
D'un poulx et mouvement subtil qui communique
Et porte la chaleur par toute la tunique.
Toute cete tissure est remplie et vêtue
D'une grand quantité de graisse répandue
Tout à l'entour à fin que se put, par icelle,
Conserver et nourrir la chaleur naturelle
Du ventre inférieur, couvert entièrement
Du corps de cete coiffe estant décentement
D'une traicte étendu jusqu'au penil en bas.
Or on voit ceulx lesquelz cete coiffe n'ont pas
Auxquelz, par quelque playe, elle'a estée coupée,
Cete partie avoir de sa chaleur privée,
De froid extérieur offencés promptement ;
Pour cete cause au moins ilz cuisent aisément
Ayantz besoing tousjours d'un'ample couverture
Sur le ventre et d'habitz beaucoup et de vesture.

CHAPITRE III

DES QUATRE FACULTÉS NATURELLES DONT EST DOUÉ L'ESTOMACH.

Encor à l'estomach ont esté départies,
Comme sont à beaucoup du corps aultre parties,
Ces quatre facultés et vertus, différente
L'une à l'aultre dont est première l'attrayante
Par qui il tire à soy ce qu'il a appaté —
Comme par cy 'devant jà dict il a esté (1) —
Par l'aide des filetz qui intérieurement
En sa tunique sont tissus (2) directement.
Ce faict afin qu'il puisse avoir la jouissance
De ce qu'il a tiré en sa propre substance
Et nature tourner il la tasche, à quoy sert
La retentrice ; alors ce qui luy est offert
Retenant, jusqu'à tant que la vertu coctrice
Ait eu temps et loisir de faire son office
Et cuire la viande et le chil les domptant,
Par force naturelle et grande chaleur, tant
Qu'ilz soient parfaictement cuicts et meurs de tout point ;
Aprés que la cuisson est faicte et qu'il n'est point
Besoing de retenir ce chil plus longtemps, lors
L'expultrice vertu vient, forte, pour dehors
Pousser le résidu et chasser l'excrément
De l'estomach en bas, jusques au fondement (3).

CHAPITRE IV

DES MESMES FACULTÉS NATURELLES DE L'ESTOMACH PAR COMPARAISON D'ICELLUY AVEC LA MATRICE.

De cela tu auras congnoissance plus ample,
La matrice prenant de la femme à exemple.

---

(1) Nous avons traicté. (2) posés. (3) aux boyaux promptement.

Car ayant une fois la semence de l'homme
Icelle à soy tirée et en soy reçeu comme
Chose qui luy est fort plaisante, la retient,
L'amplifie, nourrit, embrasse et entretient,
S'etreignant et pressant (1) elle mesme et si bien
Se closture fermant, qu'entrer il n'y peult rien,
Ny mesme d'un aiguille ou épingle la pointe,
Tant soit-elle petite. Or après que sont joinctes
Et meslées les deux semences par ensemble
De l'homme et femme, alors la matrice ressemble,
En sa chaleur ardente, à un chaleureux four.
Et tout en premier lieu la semence à l'entour
D'une taye et membrane enduit, la rotissant
Et séchant peu à peu, comme le four cuisant
Par sa chaleur le pain luy donne couverture,
Rôtissant le dessus de crouste forte et dure,
Cette membrane, ainsy par la chaleur formée,
La semence bouillante en soy tient renfermée.
Cela faict, par dedans trois ampoules se font
(Chose à voir merveilleuse et très belle) qui sont
Du cerveau et du cœur et du foye le lieu.
Enfin, par sa sagesse immense, ce grand Dieu
Donne forme et figure aux semences meslées
Dont les partz du corps sont diversement moulées,
Forme la chair (2) après et convertit icelle
En humaine figure et chacune parcelle
Il réduit en son lieu, chacun membre prenant
La forme et lieu qui est plus propre et convenant :
L'enfant commence à vivre et à estre animé
Quand de tout poinct il est de ses mêbres formé
Vivantz et distinguez d'ensemble entièrement,
Ce que se faire on a marqué communément
A quarante et cinq jours, après la vie (3) on doit
Prendre soigneuse garde au mouvement qu'on voit
(Doublant ce premier nombre) arriver et se faire
Au terme et temps plus long et selon l'ordinaire
A quatre vingtz dix jours et fut ce mesmement

---

(1) Serrant. (2) du sang. (3) les quelz.

D'une femelle en qui n'est point le mouvement
Si soubdain ni si prompt qu'au masle estant icelle
Plus humide et beaucoup en forces nonpareille,
Ainsy au ventre enflé de la mère l'enfant
Croist peu à peu, dedans l'enclos se promenant
De la matrice, à pas soubdains, jusqu'à neuf mois
Consécutifz, selon de nature les loix.
Lors devenu plus grand, plus aussy il demande
D'alimentz et avoir nourriture plus grande
Que celle qu'il attire et qui luy est donné
Par les vaisseaux, lesquelz nature a ordonné
Pour cet effect, et pour ce (1) il vient à se mouvoir
D'un mouvement beaucoup plus fort, si bien qu'avoir
La matrice ne peult la puissance de plus
L'arrester dedans soy et le tenir reclus
Que son envelloppoir il ne rompe et détache
Les venes qui le nid retiennent qui le cache,
Ayant faict jusqu'alors la vertu retentrice
Son debvoir qui la place et lieu a l'expultrice
Pour pousser hors l'enfant et le mettre en lumière :
Ce sont là les effects de nature ouvrière
Merveilleux, et de Dieu, de qui vient toute chose,
La sagesse et vertu se montre icy déclose.

CHAPITRE V

DES INTESTINS ET BOYAUX EN GÉNÉRAL

Il y a six boyaux dans le ventre de l'homme,
Prochains et adhérentz au ventricule, comme
Si ce n'estoit qu'un corps, bien qu'ilz soient de figure
De situation, d'office et de structure (2)
Dissemblables du tout, entr'eulx entortillés
Et ensemble par tours diversement meslés.
Des six, trois y en a de tissure menue,
Gresles et déliez auxquelz est advenue

---

(1) oultre. (2) nature.

Vers l'estomach en hault la plus prochaine place,
Destinez par nature afin que se parface
En eulx la coction du breuvage et viande
Prinse premièrement, coction qui demande
Une forte chaleur et vive pour se faire.
Les aultres trois sont facilz de tissure contraire,
Plus gros, fortz et épaiz, qui sont inférieurs,
Subjectz à recevoir par les (1) supérieurs
Des viandes et suc le puant excrément
Afin de le chasser hors par le fondement.

CHAPITRE VI

DU PREMIER INTESTIN NOMMÉ DOUZE DOITTIER

De tous les intestins et boyaux, le premier
A esté d'un vieil nom nommé douze doittier.
Ataché au portier et embboucheure basse
De l'estomach, il a, vers le hault, pris sa place,
Au costé droict tirant au dos afin qu'il soit
Retins et ataché plus ferme en cet endroit,
Et que plus aisément, situé en telz lieux,
Il puisse reçevoir de l'humeur bilieux,
Ou du fiel le conduit et vaisseau que le foye
Pour sa commodité et proffit luy envoye,
Car dedans l'intestin se versant cete bile
Pousse en bas ce qui est dedans comme inutile (2).

CHAPITRE VII

DU SECOND INTESTIN NOMMÉ JEUSNEUR OU AFFAMÉ

A ce premier boyau (3) est joint et continu
Celluy qui d'affamé le nom a retenu,
Second des intestins en situation,
De figure tortu par révolution
Et par tours étendu et tirant jusqu'au foye.

----

(1) de leurs. (2) ce qu'il a d'excrement inutile. (3) douzedroitier.

Tousjours vuide on le voit pour la bile qu'envoye
Et que verse dedans la vessie laquelle
Contient le fiel amer, et parce aussy que telle
Son assiette est non loing distant de l'emboucheure
Du foye qui, tirant le suc et nourriture
Des plus prochaines partz pour en sang la réduire,
Ravit incontinent et tout le suc attire
De dedans ce boyau, par le nombre infini
Des venes dont on voit cet intestin muni (1),
Qui de tous les côtez le sucent et tarissent
Si fort que du grand traict les tétins se remplissent.

CHAPITRE VIII

DU TROISIÈME INTESTIN NOMMÉ FLANQUIER OU TORTILLÉ

Le troisième qui suit des graisles intestins,
Flanquier ou tortillé est de tous les humains
D'un accord surnommé, par maint circuit (2) autour
Des flancz vuides faisant son tortillon (3) et tour
Afin que tout le chil, lequel est contenu
Dans ce boyau, y soit plus longtemps retenu,
Et estant puis après attiré par les venes
Qui en l'entreboyau sont assises moyenes,
Tout transporté du foye à l'ample porte il soit ;
Car si une aultre forme et plus droitte il avoit
Trop à coup tomberoit en bas incontinent
Le chil et suc : adoncq' les membres promptement
L'un de l'aultre tirantz par cette diligence,
Rendroient l'homme du tout ignare et sans science,
Employant tout son soing seulement et sa cure
A soubdain rechercher aliment et pasture.

CHAPITRE IX

DU QUATRIESME INTESTIN NOMMÉ BORGNE OU SAC

Des trois gros intestins le premier qui des six

---

(1) garni. (2) repli. (3) circuit.

Est le quart, soubz le foye et rein droit est assis :
Aveugle et borgne ou sac, d'un vieil nom appellé
Et en larges circuitz tendu et tortillé,
Pour en sa cavité qu'il a seule tenir
L'excrément superflu qui luy peult survenir,
Et luy est envoyé par le supérieur
Comme à un estomach second inférieur,
Afin de le recuire et ce qui resteroit
De chil et suc bening, si aucun y pouvoit
Encore demeurer, sucer et attirer,
Enfin, accomplissant (1) son debvoir, transférer
Aux aultres intestins les sordides fiantes
Et ce qui peult rester des viandes puantes.

CHAPITRE X

DU CINQUIESME INTESTIN NOMMÉ GROS ET CULIER

Le gros boyau culier (2) au borgne ou sac est joint,
Composé de plusieurs tortillons pour ne point
Lâcher si tost couler ni si soubdainement,
Avant le temps, du corps le fécal excrément
Parti en mainte chambre et diverse cellule
Qu'il tient en sa longueur es qu'elle s'accumule
L'excrément et demeure ainsy comme arresté
Jusqu'à ce qu'il soit temps qu'il soit dehors jetté.
Ce boyau est courbé en cercle et faict un tour,
Passant du costé droict au gaulche, et à l'entour
De la ratte estendu, retourne jusqu'au foye
Lequel en cet endroit luy départ et envoye
Un vaisseau et conduit, de la bourse sortant
Et vessie du fiel et l'humeur luy portant
Bilieux pour dehors les excrémentz chasser,
Par les lieux et chemins qui restent à passer.
Or estant ce boyau de quelques gros humeurs
Et de ventz étouppé, excite des douleurs
Si secheuses de ventre et un si grand torment,

---

(1) et enfin parfaisant. (2) côlon.

Que possible il n'est point porter patiemment
A aucun ny avecq'un modeste visage,
Sans crier et gémir cette douleur etrége.

CHAPITRE XI

DU SIXIESME ET DERNIER DES INTESTINS NOMMÉ BOYAU DROICT

L'intestin et boyau qui nous reste à décrire
Est le droict que l'on voit droictement se conduire
Depuis le gros culier jusques au fondement,
A l'os du croppion ataché fermement.
Plus ample et gros il est que tous les aultres parce
Que tous les excrémentz dehors il vuide et chasse
Qui, estantz endurcis pour par trop s'arrester
Dans le ventre long temps, au boyau rapporter
Pourroient quelque dommage et le feroient crever,
Ou rompre, en l'estendant. Pour mieulx le conserver,
Nature l'a plus fort et épaiz faconné
Que les aultres, comment aussy elle a donné
A toutes partz du corps plus de force et défence
Qui debvoient plus porter d'effort et violence.

CHAPITRE XII

DES TUNIQUES OU TAYES ET SUBSTENCE DES INTESTINS ; DU MESENTÈRE OU ENTREBOYAU ET DES VENES PORTE ET MESARAIQUE.

A tous ces intestins nature ingénieuse,
Des choses créatrice, a donné curieuse
Double tunique ; car il advient ces parties
Estre prises souvent de grandes malladies
Et de maulx très facheux, comme playes sordides
Et ulcères puantz, corrosifz et putrides.
Si bien que l'une estant de ces tayes rongée,
Par sale pourriture ou d'ulcères mangée,
L'homme, bien qu'affligé d'iniques destinées,

Pour ce ne laisse point vivre longues années
Et demeurant encor l'aultre tunique faire
De membre sain et fort son office ordinaire.
La substance oultre plus des boyaux est nerveuse
Et exangue, approchant bien près de la charneuse
Quelle ell'est en la gueule aussi ou œsophage
De deux tayes estant composé. Davantage
Tous les boyaux sont faictz de fibres et filetz
Larges et traversantz en façon d'anelletz,
Desquels la nature est (1) pousser en bas les choses
Qui, dans les intestins, peuvent être rencloses ;
Mais de bien peu de droictz qui tirent, ny d'obliques
Qui retiennent dedans sont faictes leurs tuniques.
De droitez au boyau droict toutes fois a esté
Vers le dehors donnée une grand quantité.
Des boyaux la tunique externe on voit se faire
De la production du corps du mésentère
Ou gros entreboyau qui est comme le centre
De tous les intestins que renferme le ventre,
Tissu de toutes parts de venes qui s'épandent
Vers les boyaux ; de là, comme rameaux, se rendent,
Toutes ensemble, au tronc de la porte du foye
Pour construire lequel (2) tous ces vaisseaux renvoye
Nature en mesme lieu, et oultre ell' a aussy
L'entreboyau de graisse et de glandes farcy,
Pour les divisions de ces vaisseaux et venes
Rendre par ce moyen plus fermes et certaines.
Dieu ordonna ainsy cela premièrement
Pour aux membres du corps pourvoir également.

CHAPITRE XIII

DU PÉRITOINE OU GRAND ENVELLOPPOIR

Or encor il y a de tous costéz tendue
Une taye subtile et membrane menue
Qui sert de renfermer et couvrir les parcelles

---

(1) C'est le debvoir. (2) Pour faire lequel tronc.

Dont nous avons parlé icy dessus et celles
Qui dessoubz l'entredeux traversant sont au vêtre.
Les anciens médecins et plus célèbres entre
Les Arabes, le nom luy ont voulu donner
De sy-phar : on le peult péritoine nommer,
Ou grand' envelloppoir, laquelle (1) de tout poinct
Une mesme épaisseur en tous membres n'a point :
En quelques partz est plus subtile et délicate,
Comme en la région des reins, du foye et ratte :
Aux aultres lieux elle est plus épaisse, comment
En l'estomach qui est ouvert récentement
En la vessie, en la matrice, es intestins,
Dont propos cy dessus naguères avons tins.
Cette membrane icy sert à beaucoup de choses
Et, à divers usage, elle retient encloses
Les parties qui sont assises par nature
Dessoubz le diaphragme et leurs est couverture
Les visceres qui sont dans le ventre cachés
Des muscles séparant qui sont dessubz couchez
L'excrément desséché et choses (2) superflues
Qui restent aux boyaux, par ses fibres tendues,
Elle chasse, y aidant l'entredeux traversant
Qui estant au dessus les boyaux va pressant.
Le ventre elle resserre et, de peur qu'il ne bande,
Ou bien renflé de ventz sonant trop ne s'estende,
Le presse et tout autour l'environne et le ceint
Et, comme dans sa peau propre, elle le retient.

CHAPITRE XIV

DES MUSCLES DE L'ÉPIGASTRE OU VENTRE INFÉRIEUR

Sur cette taye sont les huict muscles posez
Du ventre inférieur, par paires disposez,
Dont la première ayant prins son commencement
Aux fausses costes va toujours obliquement
Descendre jusqu'à l'os du penil. Et contraire

(1) icelle. (2) feces.

A icelle du tout est la seconde paire,
Car elle prend à l'os barré son origine,
Montant obliquement, et ainsy se termine
Aux fausses costes ou sous tendrons. La troisiesme
Sortant de l'os poinctu, qui dernier et externe
Est de ceulx du poictrail, à l'os barré se rend,
Et du ventre au milieu tout droict son chemin prend.
La paire qui nous reste à décrire dernière
Prend son commencement des lombes, par derrière
Et des reins ses filetz traversantz répandant
Vers le milieu du ventre en large par devant ;
Cete diversité qui vouldra epprouver
Par la dissection le pourra mieulx trouver :
De ces muscles l'office et debvoir est munir,
Comme d'un fort rempart les partz que contenir
Le ventre a esté dict et oultre de pretter
Grand aide à l'entre deux traversant, pour porter
La voix en l'aer et hors incontinent chasser
Les excrements qu'on voit dans le corps (1) s'amasser.

CHAPITRE XV

DU FOYE ET DES VENES PORTE ET CAVE OU CREUSE

Du foy icy je vien à parler maintenaut,
Viscere brave et noble et premier instrumêt,
Par lequel seul le sang peult s'engendrer et faire
Des venes le principe et la source première,
Assis sous l'entre deux traversant à l'endroit
Auquel apartement on prend le costé droit
Sur lequel si quelqu'un se couche et dort, ayant
Prins son repas, le chil plus tost se blanchissant,
La coction se faict plus prompte et plus subite,
Car la chaleur plus grande et plus forte s'excite
Au fondz de l'estomach par la flamme plus proche
Du foye qui, plus près, en se couchant, s'approche.
La substance du foye est une rouge chair,

---

(1) au ventre.

Comme un sang congregé (1) et desseché par l'air,
Dedans le corps duquel une artère s'épend,
Vivifiante, avec un nerf qui est rampant
Par toute sa substance et beaucoup de rameaux,
Subtilz et délicatz comme petitz tuyaux,
En icelluy partout en dedans répandus
Et d'un tendre lassiz comme retz estendus
Des venes porte et creuse. Or toutes deux ne viennent
D'un mesme endroict du foye et toutes deux ne tienêt
Un mesme ordre : la porte à son commencement
Du dedans, à l'endroict auquel apertement
Le foye est cave et creux ; de là en maint rameau
Se sépare, tirant au gros entreboyau,
La vene creuse prend du foye son yssue
En la part de dehors qui est ronde et bossue
Et plus haulte : le sang reçoit par sa chaleur
Du foye conduisant aux cavités du cœur
Icelle se départ, sortant du foye, en deux :
Le tronc supérieur monte par l'entredeux
Traversant suspendu au milieu et suivant
De l'espine le long, s'alonge plus avant
Jusqu'au droit du gosier où en double rameau
Il se fend : l'un s'en va à la teste et cerveau,
Par le col ; l'aultre va des mains, suivant les bras,
Jusqu'aux extrémitez. Le tronc qui va en bas
Descendant au sortir et yssue du foye,
Aux parties qui sont soubz icelluy envoye
Des rameaux qui ainsy qu'un canal et conduit
D'eau tressaillante vont les arrosantz (2) et fuit
Tout le long de l'espine à la fin de laquelle
Se partit en deux gros rameaux, puis s'écartelle
Et divise en beaucoup d'aultres petitz, allant
Au corps inférieur partout se répandant.

----

(1) ramassé. (2) arroser.

CHAPITRE XVI

DES FIBRES ET LOPPINS DU FOYE, VESSIE DU FIEL, DE LA
RATTE, DES REINS ET VESSIE D'URINE.

Nature industrieuse a, en quattre loppins,
Le foye départi des quelz, comme de mains
Ou de doigtz, l'estomach il étreint et embrasse.
La vessie du fiel a son lieu et place
Au milieu d'un loppin duquel ell'est pendante
Estant à icelluy fermement adhérente,
Pour séparer l'humeur chauld, acre et bilieux
Qui encor est meslé par (1) le sang en ces lieux.
Car après que le chil est cuict parfaictement
Dans le foye et tourné en sang incontinent,
Cette masse de sang, à la façon du (2) moust
Et vin nouveau, se purge auquel, durant qu'il boult,
La substance n'est point seulement contenue
De vin mais est avecq' encore confondue
Une matière aqueuse et une aultre aerée,
Et une aigrette encor et terrestre meslée.
Ainsy du chil il fault croire la mesme chose :
Qu'il boult dedans le foye (3) echaufé et dépose
Sa lie jusqu'à tant qu'il soit en nourriture
Et usage du corps transformé par nature.
La partie qui est plus légère et subtile,
Acre et tenant du feu (qui est la jaulne bile)
A l'instance et vertu de nature est portée (4)
Dans un canal voisin du foye et transportée
Dans la capacité et creux de la vessie
Du fiel, où de l'humeur demeure une partie,
S'arrestant là dedans, comme à icelle utile
Et commode. Ce qui reste de cette bile
Et qu'elle ne veult point, par un aultre conduit,
Dedans les intestins et boyaux, est conduit,

---

(1) dans. (2) ainsy comme le. (3) dans ce viscère. (4) tirée.

Et non dans l'estomach, sinon bien rarement,
De peur que soit émeu quelque vomissement
Et la concoction empêchée ou troublée,
Si trop grand'quantité de la bile assemblée
Estoit en icelluy, y affluant sans cesse ;
Que si en quelques uns il advient et s'adresse
Ce canal et conduit estre par advanture
Porté dans l'estomach, ceux-là sont de nature
Misérables, subjectz oultre les accidentz
Aultres grandz et facheux à des degoustementz
Et à des crudités d'estomach très cruëlles.
La partie qui est limoneuse et terrestre,
Comme lie du sang, va au costé senestre,
Par la force en tel lieu de la ratte amenée,
Au moyen d'une vene à cela destinée.
Car au gaulche costé la ratelle à sa place
Et au gaulche costé l'estomach ell' embrasse
Aux costes que l'on dit fausses bien fermement
Atachée et au dos. Doncques incontinent
Après que la ratelle a, du foye, tiré
Et ce terrestre suc et épais séparé,
Par sa propre chaleur naturelle la cuit,
Et en forme commode en changeant la réduit.
Or ce qui est le plus de cet humeur ténu
Et subtil est gardé par elle et retenu
Pour son usage propre et le reste elle chasse
Par un canal veneux à l'embouchure basse
Du ventricule, non sans de cete partie
Grande commodité ; car cela fortifie
D'icelluy la vertu rétentrice et apporte
Un désir de viande et l'appétit conforte,
Sucitant l'animal au manger et pasture
Pour l'entretien (1) du corps et pour sa nourirture.
En la part qui est creuse (2) au foye, à l'embouchure
De la vene portiere avecq' le sang demeure
L'humeur aqueux meslé, tant pour rendre adoulcie
Toute l'ardeur du sang et son acrimonie,

---

(1) l'usage. (2) cave.

Que pour le rendre aussy moins épais, ains habile
Et à estre porté aux aultres partz facile.
Car tel sang assez net et épuré debvant
Estre en la vene creuse admis incontinent
Et ce par des vaisseaux fort étroictz et conduitz
Telz qu'on les voit dedans le foye très petitz,
A eu besoing ce seul humeur aqueux avoir
Pour guide et véhicule, afin de mieulx pouvoir
Avecq' tel corps ténu et subtil aisément
Se transporter par tout le corps agilement (1).
Or de la vene cave au lieu où attachée
Ell' est à l'entre deux traversant et couchée
Par derrière en tirant (2) tout le long de l'espine,
Les vaisseaux émulyantz prenent leur origine,
Desquelles venes c'est l'office et le debvoir
D'attraire aux reins, sucer, tirer et reçevoir
Cela d'aqueux qu'auroît nature separé
De la masse du sang et à part retiré,
Au vaisseau ample et gros de cette vene creuse.
Or pure toutes fois n'est la substance aqueuse,
Ains' est conjoincte encor' à cet'humidité
De sang et bile jaulne une grand'quantité :
Le sang sert pour donner aux reins la nourriture
Et la bile à l'urine une jaulne teinture.
Les reins sont différentz en situation :
Le droict proche du foye a sa position
Plus haulte que la gaulche, ainsy directement
Du tronc l'humeur aqueux il suce promptement ;
D'austre costé la gauche a son lieu et sa place
Soubz la molle ratelle au contraire plus basse.
La substance des deux est solide et épaisse
A fin qu'avecq' l'humeur aqueux elle ne laisse
Couler le sang qui doibt estre leur nourriture.
Une fosse se trouve encor en la structure
Des deux reins, au milieu de leur concavité (3)
Ou coulent deux humeurs, l'aqueuse humidité
Et la bile. Oultre plus, de ce creux, un conduit

---

(1) également. (2) suivant. (3) capacité.

Et canal est sortant fort étroit et petit,
Mais un peu long, lequel venant du rein, s'ingère
Et traine (1) en la vessie : est nommé uretère
Ce vaisseau par les Grecz et en nombre y en a
Un de chacun costé par où rendre s'en va
Toute l'urine, au creux de la vessie basse.
Or icelle vessie a son lieu et sa place
Dessus (2) le boyau droict de deux tayes tissue
Et de filetz divers et fibres revetue :
Les fibres droictes ont d'attirer le pouvoir ;
Des transversantes est de pousser le debvoir.
Ell' a un col charneux courbé et se ployant
En révolutions ; un muscle aussy ayant
La vertu de fermer icelle exactement
De peur que notre urine involontairement
Et oultre notre gré ne vienne à s'écouler.
Car cet humeur aqueux permectre s'en aler
On ne doibt, mais il fault jusqu'à ce le tenir
Qu'il soit temps oportun de le laisser courir.

CHAPITRE XVII

DES PARTIES SERVANTZ A LA GÉNÉRATION, TESTICULES, MATRICE ET VAISSEAUX SÉMINAIRES.

Il y a deux vaisseaux destinez par nature
A porter la semence humaine et géniture
Aux couillons : à scavoir, deux venes résidente
Une à chacun costé, auxquelles adhérente
Est une artère encor. La vene qui s'épend
Au costé droict du tronc, son origine prend
De la vene qui est grosse ou creuse nommée,
Comme l'artère aussy qui luy est ordonnée
Pour compaigne. Du tronc vient du vaisseau qui porte
Le nom de grande artère ou de grande aorte.
Au dessoubz du rein droict doubles semblablement
Sont les vaisseaux qui sont conjoinctz ensemblemêt

---

(1) plante. (2) jouxte.

Vers le gaulche costé. Mais la vene ne vient
Du gros tronc de la creuse; ains sa naissance tient
Et son commencement du vaisseau et canal
Qui va aux reins, nommé émulyant ou rénal.
Et parce qu'icelluy en nous de sa nature
Tire l'humeur aqueux du corps la géniture
Et semence qui vient de ce gaulche costé,
Est plus froide et humide et celle qu'a esté
Elaborée et cuicte au vaisseau qui réside
Au costé droict est plus vive, chaulde et solide.
Doncq' ces vaisseaux ainsy couplés ensemblement
Tyrent à soy de tout notre corps l'excrément
Et (1) superflu de la concoction dernière
L'apprestantz peu à peu en nature et manière
De semence féconde. Adonc pour raison telle
Les vaisseaux préparantz parfois on les appelle.
Voilà comment l'humeur rougeatre s'accumule
En ces vaisseaux ; de là, coulant (2) au testicule,
Auquel parfaitement la nature et semblance
De garniture après il prend et de semence
Blanchissant peu à peu en fin en se cuisant
La première couleur rougeatre déposant.
Aux masles, les couillons hors les corps sont pendus (3),
D'un triple membrane et taye revêtus,
Et encor au dedans de la bourcse cachez,
A iceulx de chacqu'un costé sont attachez

---

(1) Util. (2) il coule.
(3) Les vers latins suivants, traduits en fançais, ont été composés et ajoutés par le traducteur.

Hi maribus pendent extra scortoque leguntur
Membranis tribus obducti queis vascula adhèrent
Mollia utrinque duo simul et subtilia, semen
E quibus exudat coctum, etc.
Fœmini testes intro clauduntur et una
Obducti tunica tenui, maribusque minores,
Circonstant uteri ad latus atque ad cornua utrinque.
Ipsa uterus mediis consistit partibusinter
Vesica ac intestini discrimina recti
Transversis extra sed rectis conditur intra
Fibris obliqua medium tenuere : teneri
Clauditur ostiolo in quod cervix permeat ampla.

Deux vaisseaux fort subtilz et molletz où se rend
La semence estant cuicte et, de là, elle prend,
Après maint et maint tour et révolution,
D'icelle parfaisant l'entière coction,
Sa voye au conduit droict et caverneux canal
De la verge de l'homme et membre génital.
Les testicules sont des femmes plus menus
Que des masles, cachés dans le corps et vêtus
D'une tendre tunique, estantz aux deux costez
De la matrice, vers les cornes arrestez.
Or la matrice a prins sa propre place et lieu
En la distinction justement et milieu
Entre le boyau droict et vessie poser
De fibres en dedans droictes est composée
Par dehors de filetz traversantz les obliques
Ont leur place au milieu de la taye ou tunique.
Pourveue elle a esté d'un emboucheure forte
Et orifice ainsy que d'une juste porte
Bien fermante, à laquelle est prémis pour entrée.
Un ample col servant de première chambrée.

FIN DU SECOND LIVRE

LIVRE TROISIESME

CHAPITRE PREMIER

DE LA DESCRIPTION DU THORAX OU COFFRE ET DES PARTIES DONT IL EST TERMINÉ

Nous avons cy dessus faict distribution
Du ventre inférieur et la distinction
Des membres et des partz d'icelluy, décrivant,
Selon l'ordre et méthode observé cy devant,
Celles des partz de qui est l'office et debvoir
De tirer la viande et en soy recevoir,
De la cuire et changer en une aultre nature
Et, cuicte, l'envoyer pour propre nourriture,
A aultres partz du corps en façon et manière
De sang portant couleur de rose printanière.
Or du ventre moyen maintenant en ce lieu
Nous espérons traicter, avecqu' l'aide de Dieu,
Dans lequel sont avecq' le cœur chauld renfermez
Les molz poulmons de l'air et chaleur animez,
Les organes servantz à l'halène soufflante
Et aultres instrumentz de la voix tremblottante.
Mais principalement les cavités du cœur
Que remplit et où sied la vitale chaleur,
Les anciens médecins, soubz l'appellation
Et le nom de thorax, la circonscription
Ont entendu de tout le lieu vuide et la place
De douze costes ceinct et fermé ; cet espace
Par nous est dénommé le coffre ou la poictrine,
A qui près y regarde icelluy se termine
Aux deux clefz, par le hault ; par le bas, finissant
Au muscle susnommé entredeux traversant.
En langage gregeois diafragme est son nom :
Il est par le devant remparé du sternon,
Ou os de la poictrine et muni, par derrière,
Des vertebres du dos, faictes à la manière

De rouelle et ainsi appeler tu les peulx.
Par le dedans il est cave du tout et creux,
A fin qu'en aspirant pour les poumons, à l'heure
Qu'ilz s'enflent, une place assez ample demeure.

CHAPITRE II

DES TAYES ET MEMBRANES DE LA POICTRINE, DU MÉDIASTIN OU COSTELÉ, PLEVRE, DIAFRAGME ET PÉRICARDE

A ce ventre moyen nature a appresté
Des tayes, pour l'usage et la commodité
Principale du cœur et du poulmon ; desquelles
Celle que proprement moitoyenne on appelle
Attache par dedans au coffre l'ésophage,
Les venes et les nerfz tremblantz et davantage,
Par le milieu, départ les poulmons et le creux
De la poictrine, et faict en ce lieu comme deux
Ventres et cavités, une à chaqu'un costé,
A fin que quand l'usage et la nécesité
Le requerra, doublant la respiration,
Un serve s'empechant de l'aultre l'action.
L'autre taye, qui est plevre vulgairement
De son nom appellée, enceinct entièrement
Les costes par dedans et muscles d'entre deux,
Aux quelz si quelque humeur putride et chaleureux
Vient parfois à bouillir et s'échaufer, s'ensuit
Le mal de pleurésie agu qui se produit
D'une grande chaleur la part laquelle endure,
Proche d'un membre estant fort chauld de sa nature.
Au dessoubz de ces deux membranes est posé
L'entredeux traversant, tissu et composé
De deux tayes estantz en largeur entendues
Et sur toutes très fort nerveuses et charnues,
Pour grand commodité basty c'est à scavoir
Pour aider aux poulmons à s'enfler (1) et mouvoir
A fin qu'il tire au cœur l'air froid commodément,

---

(1) s'estendre.

Poussant hors d'icelluy le fumeux excrément.
Il sert encor aussi à presser (1) l'orifice
De l'estomach, faisant de cuire son office,
Après avoir receu la viande, de peur
Qu'en hault incontinent n'en monte la vapeur
Et, oultre tout cela encore davantage,
De conduire et porter la venc et son usage
Que creuse nous avons nommée cy-devant
Du foye en la poictrine et en hault plus avant,
Et pressant les boyaux, par la compression
Qu'il faict, des excrémentz aider l'expulsion.
La membrane qui reste est le coffre qui porte
Et renferme le cœur généreux, de très forte
Et nerveuse substance, au dedans de laquelle
Certain humeur tousjours contenu se recelle,
Aqueux, dont humecté en tout temps est le cœur,
Comme d'une rosée amiable (2), de peur
Qu'il ne soit desséché, assiduellement
Agité de chaleur et d'un feu véhément.
Car venant une fois cete humide rosée
A se tarir du tout et estre desséchée,
D'une prochaine mort elle menace, comme
Quand trop abondamment elle surcroist en l'homme,
Elle rapporte au cœur la triste passion
D'un tremblant mouvement et palpitatation.

CHAPITRE III

DU CŒUR, DES VERTUS, SUBSTANCE ET USAGE D'ICELLUY

Or le cœur généreux et noble maintenant
Je viens à éplucher, et tousjours retenant
Une mesme méthode et ordre, réciter
Quelles vertus il a, quel usage apporter
Il peult au corps humain, quelles commodités

---

(1) fermer. (2) aspergeante.

Et proffit peult venir de telles facultés.
Le cœur au corps humain de la chaleur vitale
Est la source et la part première et principale,
Et de tous les espritz la fontaine féconde.
Or (1) comme le soleil est en tout le grand monde
Le vray père et autheur de la chaleur ignée
Qui échaufe la terre et la rend animée,
Par le moyen duquel de toutes choses mère
Fertile ell'est rendue et douce (2) nourricière,
Ainsy, au petit monde et corps humain, le cœur
De la spirituelle et vivante chaleur
Qui anime noz corps est la source et fontaine.
La substance duquel épaisse et dure est pleine
De fibres et de fortz et durs filetz pourveue,
Divers et différentz desquels ell' est tissue
Et par lesquelz il a son divers mouvement
Dont il est agité assiduellement,
Ores de choses meu plaisantes et joyeuses,
Ores passionné de tristes et facheuses,
Dont à bon droict il est, pour ces affections,
Le siège surnommé de toutes passions.
Le cœur est au milieu posé de la poictrine,
Mais au gaulche costé sa pointe un peu décline (3),
Fait en façon de cône élargi amplement
Vers sa base et bossu pour plus commodément
Tenir et recevoir en luy deux cavitez
Et ventricules creux qui sont aux deux costez
Desquels nous parlerons, après avoir déduit
Et traicté quel du cœur est l'usage et le fruict.
L'office du cœur est d'affiner et purger
Le sang grossier venant du foye et le changer
En une aultre nature et d'icelluy tiré
Le canal chaleureux du foye et préparé,
Une part en esprit vital tost convertir
Et le reste à nourrir tout le corps départir.

---

(1) et. (2) grande. (3) incline.

CHAPITRE IV

DES DEUX VENTRICULES OU CAVITÉS DU CŒUR
ET DES VAISSEAUX INSÉRÉS EN ICEUX.

Dans le cœur il y a deux grandes cavités
Ou ventricules creux ou sinuosités,
D'un subtil entredeux et moitoyen espace
Séparées d'ensemble, ayant son lieu et place
Chaqu'une à son costé : le ventricule droict
En soy la vene creuse ascendante reçoit,
Luy amenant du creux du foye quantité
De sang, qui se partit et de là est porté
En trois divers endroictz une bonne partie
Et pour sa nourriture au mol poulmon ravie ;
Au ventricule gauche est l'autre portion
Transférée, où se fait la préparation
De cet esprit vital. La tierce part ayant
En ce lieu de l'esprit prompt et vivifiant
La force et la chaleur acquis et empruntée,
Est, par divers canaux, en (1) tout le corps portée.
Il y a une vene encore laquelle entre
Au costé droict, dedans la cavité et ventre
Duquel en cet endroict nous parlons maintenant.
Ell' a son origine et son commencement
De la base du cœur de laquelle a esté
Icy dessus desjà discouru et traité.
Et aux membres, esquelz elle se répand, porte
Un sang subtil par quoy ell'est plus dure et forte,
Et encore a six fois plus d'épaisseur que n'ont
Tous les autres vaisseaux qui au corps humain sont.
Reste le gaulche encore des deux ventres du cœur,
Le plus noble et qu'a plus de force et vigueur,
Estant comme un rempart de forteresse seure
De la vie et servant de retraite et demeure

---

(1) par.

A cet esprit vital en laquelle il s'engendre
Du sang qui par vaisseaux commodes s'y vient rendre.
De ce ventre l'on voit prendre leurs origines
Et source deux vaisseaux notables et insignes,
Le plus grand (1) a le nom de grande aorte, comme
Le moindre proprement veneuse artère on nomme :
Tous les membres du corps l'un échaufe et substante
D'esprit vivifiant et de chaleur puissante ;
Et l'aultre rafraîchit du cœur l'intérieur
(Traversant les poulmons) par (2) l'air extérieur.

CHAPITRE V

DES OREILLES, DES PORTES ET ENTRÉES DU CŒUR.

Deux oreilles aussy a le cœur pour servir
Aux vaisseaux dont avons parlé et leur fournir
Comme bons pourvoyeurs de sang grand quantité
D'une part, et d'espritz errantz d'autre costé.
Davantage a esté mainte porte donnée
Et couverture au cœur de forme façonnée
Et tissure subtile, afin qu'à certaine heure
Puissent de ces vaisseaux qu'avons dict l'emboucheure
Et l'orifice ouvrir et fermer. Et de peur
Que le sang et l'esprit qui entre dans le cœur,
Ou qui sort d'icelluy, trop à coup en trop sorte,
Et grande quantité ne rentre ou ne ressorte,
De ce membre excellent et généreux sont telles
Comme nous avons dict les parties très belles.
Tel est son mouvement divers et variable,
Telle est de sa chaleur la force amerveillable,
Légère, également en tout membre et partie
De tout le corps humain disperse et départie.
Telles vertus au cœur vermeil sont imprimées.
Toutes ces belles partz aussy luy sont données
Non par cas d'adventure ou bien fortuitement,

---

(1) gros. (2) de.

Mais par le sainct vouloir et par le jugement
De Dieu lequel du corps en toutes les partz estre
Amateur de son œuvre est facile à cognoistre.

CHAPITRE VI

DES POULMONS, USAGE ET VAISSEAUX D'ICELLUY ET DE L'ASPRE ARTÈRE.

Enfin des molz poulmons nous reste la valeur
A réciter : ce sont les éventoirs du cœur
Et mobiles soufletz pleins d'esprit, d'une chair
Et substance fort rare et fort molle au toucher,
Légère et spongieuse, en laquelle il se voit
Trois canaulx s'aboutir lesquelz elle reçoit.
Le poulmon pour divers usage est ordonné
Car par l'ample vaisseau et dur à luy donné
De l'aspre artère, il sert pour au cœur préparer
L'air qu'il tire et aspire, afin de modérer
Et rompre d'icelluy la brulante chaleur
De tout poinct par le froid de l'air extérieur.
Le poulmon a en nous encore davantage
Un aultre grand office et nécessaire usage :
C'est qu'estant comprimé il soufle et pousse l'air
Dans l'aspre et dure artère à fin d'articuler
Et de former la voix dont ell'est instrument.
Voilà ce que l'on peult dire sommairement
Des poulmons. L'aspre artère, en langage gregeois.
Trachée est surnommée ; icelle, en françois,
Le surnom de sifflet vulgairement on donne,
Par laquelle est porté l'air qui nous environne
Dans la capacité interne et dans le creux
Des soufletz du cœur chauld et des poulmons venteux,
Par la narine ouverte estant commodément
Et par la bouche encor reçeu premièrement ;
Par laquelle aussy sont chassez par mesme voye
Les fumeux excrémentz que hors le cœur renvoye.
De ce sifflet la teste est plus haulte partie

Dicte larynx on voit comme enflée et grossie
En une ample tumeur s'élever et former
Surmontant le gosier humide, que nommer
De la gorge le nœud pouvons ou gavion.
Mais l'autre inférieure et basse portion
Rude, dicte des Grecz bronche, se va cacher
Aux poumons pour à eulx fermement s'attacher.
Ces bronches ont esté par la nature sage
Adjoutez aux poulmons pour un très grand usage
Afin de mieulx former la voix car à grand pene
Seroit-elle assez forte ou assez vive ou pleine,
Si l'air se répandant par le canal n'est point (1)
D'un sentier raboteux repoussé et retreint.
A toutes ces partz est l'épiglotte ou languette
Adjoutée et gosier pour la parole faicte.

CHAPITRE VII

RÉFUTATION DE L'ERREUR DE PLATON ET AUTRES QUI
ONT PENSÉ L'ASPRE ARTÈRE ESTRE LE CANAL DU BOIRE
ET DE LA NOURRITURE HUMIDE ; L'ŒSOPHAGE, DU MAN-
GER ET NOURRITURE SOLIDE.

Ici se peult l'erreur facilement congnoistre
De quelques-uns disantz cette dure artère (2) estre
Le canal du breuvage humide et que le boire
Va aux poulmons et les arrose. Or est notoire
Le contraire et de telz justement la sentâce
Et fause opinion réprouve la science
De médecine car la liqueur et breuvage
Que nous prenons, descend en bas par l'ésophage
Au ventre et estomach afin d'y estre cuit
Par la force et chaleur laquelle en luy reluit
De nature et afin de reçevoir au foye

---

(1) Si l'air par ce canal répandant n'estoit point. (2) Cet aspre
vaisseau.

Du rouge sang la forme et la figure orAge
Et par la vene creuse estre porté du cœur
Dedans la cavité et ventre intérieur.

CHAPITRE VIII

DE LA DIFFERENCE QUI EST ENTRE L'ESOPHAGE ET L'ASPRE ARTÈRE ET DE L'USAGE, FIGURE ET SITUATION DES DEUX.

Combien que nous ayons icy dessus l'usage
Et les propriétez décrit de l'ésophage,
Toutes fois, il est bon en bresves répéter
Et avecq' l'aspre artère icelluy confronter
Pour congnoistre quell' est des deux la différence.
L'ésophage est tissu en toute sa substance
De tayes, et de chair fort molette farcy,
Par ses fibres estant comme tout racourcy.
Toutes fois bien plus long que la trachée artère,
Assis et situé vers la part de derrière
Du col, afin qu'il ait en un tel lieu posé
Plus de chaleur, estant moins à l'air exposé.
Car plus grande chaleur il a en cet endroit
Y estant plus caché; c'est le canal etroict
Qui porte à l'estomach le boire et le manger
Le conduit et canal qui porte l'air léger,
Et la trachée artère, appellée aultrement
Le sifflet, lequel est façonné proprement
D'une matière ferme et roidde cartilage
Bien plus dur mais plus court que n'est point l'esophage
Situé au devant et lieu antérieur
Du col, pour attirer mieux l'air extérieur.

CHAPITRE IX

DE LA LANGUE

De la langue diserte icy l'utilité
Nous reste maintenant et la commodité
A dire et réciter. Encore qu'elle soit

Petite, toutes fois assez on ne sauroit
La louër et priser, veu qu'elle est l'ouvrière
De la parole doulce et de la grave et fière.
Et combien que l'esprit on croye en excellence
Par ce qu'il peult juger des choses d'importance
Toutes les autres partz de l'homme surmonter,
Toutes fois icelluy rien ne peut proffiter
S'il n'a la langue pour compagne et truchement
Pour ses conceptions exprimer promptement :
C'est la langue qui a les humains dispersés,
Premièrement ensemble en troupes ramassés ;
Les a associés aux maisons et unis
Dans les villes et dans les lieux fortz et munis ;
C'est la langue qui tient des loix sainctes sacrées
Le règlement qui rend fermement assurées
Les promesses, accordz, contractz et pactions ;
Modère de l'esprit toutes les passions ;
Déploye le conseil qui ès choses doubteuses
Se présente ; enhardit les choses hazardeuses ;
Retire la pensée et notre entendement
Des tristes pleurs auxquelz il est journellement ;
Elle incite et alume une prompte colère,
Et l'esprit coléré ell' appaise au contraire ;
Elle rend assurez ceulx qui ont crainte et peur ;
Elle épouvante ceux qui se pensent d'un cœur
Hardy et assuré. La langue peult (1) en somme
Ce qui semble surtout estre plus propre à l'homme :
Elle empreint en noz cœurs de Dieu la cougnoissance,
Ses sainctes loix enseigne et donne la science
De ce qui est honneste ou de droit et justice.
De la langue la chair doncques, pour son office,
Est molle, spongieuse et légère, en laquelle
Par toute sa substance se répand et se mesle
Quantité de vaisseaux véneux et tressaillantz
Et grand nombre de nerfz subtilz et tortillantz,
Ceulx-cy pour la mouvoir en diverse figure,
Ceulx-là pour la chaleur et pour la nouriture.

---

(1) faict.

Luy a esté donné encore davantage
Un humeur qui toujours l'arrose, dont l'usage
Et la commodité est afin d'empêcher
Qu'aride elle ne vienne à trop se dessécher
Par un continuel et subit mouvement.
La langue est l'archellet, l'organe et instrument
De la voie et parler parceque par icelle
Se forme la parolle avecqu'une voie belle
Clere, nette et aiguë. Encor la langue change,
Dissipe et départit la viande qu'on mange
Et preparée enfin (1), au goulu ésophage
La chasse et la renvoye. Or le plus propre (2) usage
De la langue est qu'elle a particulièrement
De toutes les saveurs le goust et sentiment.

CHAPITRE X

DES DENTZ, DE LEUR USAGE, NOMBRE ET DISTINCTION

Les dures dentz aussy ont leur utilité
Au corps humain, d'autant qu'elles ont faculté
De hacher et briser plus menu la viande
Avant qu'en l'ésophage en bas elle descende.
Le nombre n'est des dentz mesme et pareil en tous :
Trente et deux pour le plus trouver en pourres-vous
Distinctes en ceulx-là qui naturellement
Ont la bouche formée. Or des dentz de devant
Quatre y en a dessus et autant d'un mesme ordre
Sont dessoubz dont l'office est de trancher et mordre,
La viande apprestantz d'une façon première :
Tranchantes pour cela nommées du vulguaire.
Jouxte icelles sont deux de chaqu'un costé une
Que, pour juste raison, d'un nom et voix commune,
Dentz de chien on appelle ou crochetz ; plus derrière,
Sont les plus grosses dentz, nommées machellières.
Quelques uns en ont six, mais, plus communément,
Quatre à chaqu'un costé se trouvent seulement :

____

(1) ainsy. (2) premier.

Celles d'en hault de trois racines attachées
Dans la machoire sont, qui est dessus, fichées,
Avec double racine en la machoire basse
Celles d'en bas aussy se fichent en leur place.
Or entre tous les os du corps tant seulement
On recongnoist les dentz avec un sentiment
Au moyen d'un nerf mol qui prenant origine
Du cerveau, aboutir (1) s'envient en leur racine.
Entre tous os aussy ou voit les seules dentz
Se pouvoir augmenter et accroistre en tout temps :
Mais d'autant qu'augmenter et croistre on les congnoit,
D'autant se consumer en marchant on les voit.

---

(1) Insérer.

FIN DU LIVRE TROISIÈME

LIVRE QUATRIESME

CHAPITRE PREMIER

DE LA TESTE, FIGURE ET PARTIES EXTERNES D'ICELLE.

Après t'avoir, lecteur, le riche coffre ouvert
De la vie, et t'avoir les secretz decouvert
De la creuse poictrine ; après le mouvement
Et poulx continuël du poulmon provenant
De l'air qu'il tire et rend, avoir considéré ;
Après avoir du cœur l'espace mesuré
Et la capacité, maintenant je m'appreste
De monter au lieu hault et siège de la teste
Et du cerveau mollet au palais te conduire
Pour des partz d'icelluy et des vertus t'instruire
D'une grande beauté auxquelles ou cougnoit
Les traces et de Dieu la vive marque on voit :
A sçavoir des objectz l'imagination,
Le phantastique esprit et l'appréhension,
La raison qui choisit qui sépare et retire
Des objectz ce qui semble estre meilleur ou pire,
Et la vive mémoire encore où sont receues
Comme en dépost à poinct toutes choses conceues
Par la conception et raison paravant
Pour, comme en cabinet, les garder longuement.
Par lesquelles vertus du céleste lignage
Et de divinité en nous reluit l'image.
La plus belle façon de la teste de l'homme
Et la meilleure forme est celle qui est comme
Une boule (1) en rondeur exactement tournée,
Un peu des deux costés en devant comprimée
Et au col en grosseur égale composée ;
Car une grosse teste estant mise et posée

---

(1) Sphère.

Dessus un petit col, ou la teste petite
Sur un ample et gros col, n'est justement côstruite,
Ny de proportion qui soit selon nature
Et est partout blamée une telle figure ;
Comme aussy est du tout la forme de la teste
Improuvée de tous dont le coupeau et faiste
Se relève bossu en tumeur (1) et en poincte,
Car par là est monstré qu'est pressée et contrainte
Du cerveau la substance et que les cavités
Et ventres d'icelluy confus sont arrestés
Et empêchés de leur office et fonction.
Mais avant toute chose, icy, dissection
Je veulx faire des partz externes de la teste.
Les cheveulx ont leur lieu au plus hault lieu et faiste
D'icelle, soubz lesquelz paroist le cuir charneux
Epais et dur, auquel adhèrent les cheveux,
D'une forte racine. Après suit la membrane
Et surtaye, des Grecs nommée péricrane,
Prenant son origine et naissance première
De la taye laquelle on nomme dure mère,
Pour les venes en soy et tout aultre vaisseau
Propre au sang reçevoir que nature au cerveau
Renvoye en hault, afin d'y porter nourriture.
Soubz icelle est le tais (2) qui est comme une armure
Et (3) un fort cabasset qui le chef environne
Et couvre entièrement ; le surnom on luy donne
De calve (4). Quelques fois de sept os joinctz ensemble
Fort solides le test se compose et assemble :
De cet assemblement d'un' et d'aultre partie
Naissent les conduictz faictz en façon d'une scie.

CHAPITRE II

DES OS DU CRANE OU TAIS ET DES COUTURES D'ICELLUY.

De ces os, le devant de la teste en a deux,
Des Gregeois surnommés fragmes : les os pierreux
Sont deux en nombre encor qui l'oreille traversent ;

---

(1) haulteur. (2) test. (3) ou. (4) chauve.

Le front en a un seul, au devant où paraissent
Les marques et l'honneur (1) d'une belle coronne.
Au derrière du tais un os aussy on donne,
Auquel est un grand trou par où sort la mouëlle
De l'aspme et descend venant de la cervelle.
Or le dernier des os de la teste est celluy
Qui de base lui sert, de soustien et d'appuy.
De Nature la loi et de Dieu l'éternelle
Volonté ordonna que ces os d'une belle
Liaison fussent joinctz par coutures ensemble,
Afin que la vapeur humide qui s'assemble
Et nourrit au cerveau receue abondamment
Par icelles avoir puisse plus librement
Sa transpiration, et mieulx par cet endroit
S'éventer. Aultrement tous jours il adviendrait
Que par faulte d'avoir évaporation,
Il se ferait en tous une congestion
De vapeurs et humeurs qui, en grand quantité
Montantz et descendantz après s'estre arresté
Au cerveau, causeroient une perpétuelle
Descente et fluxion des humeurs, à laquelle
Ne se pourroit trouver remède. Et davantage
Le cerveau recevroit un notable dommage,
Demeurant étourdy perpetuellement,
Affligé de vertige (2) et de tournoyement.

CHAPITRE III

DE LA DURE ET PIE MÈRE

Dessoubz les os du tais est cette couverture
Et membrane laquelle on nomme mère-dure,
Qui le cerveau avecq' l'autre molle membrane
Tout autour environne, afin que lors qu'au crane
Et tais il vient toucher en (3) un fort mouvement,
Ne puisse estre blessé par cet attouchement.

---

(1) le lieu. (2) surprins de vertigine. (3) par :

Cete membrane aussy sert d'appuy et soustien
Aux venes et vaisseaux qui sont pour l'entretien
Et le nourrissement du cerveau et l'usage
Des membres qui luy sont conjoinctz par voisinage.
L'aultre mince membrane et déliée est celle
Que, d'un vulgaire nom, pie-mère on appelle,
Qui au mesme cerveau contiguë et prochaine
L'environne et étreint de peur qu'il ne se viene
Aucunes fois humide et mol à ecouler,
Quand il advient parfois la teste s'ébranler.
Cete taye ne sert de couvrir (1) et tenir
Les venes seulement et les vaisseaux unir
Et ramasser ensemble ; ains sert de les conduire
Jusqu'au soudz du cerveau pour y faire reluire
Une vive chaleur et en tout le viscère
Porter le sentiment vital et salutaire.

CHAPITRE IV

DU CERVEAU ET DE LA COMMUNION QU'IL A AVEC LE CIEL

Au cerveau maintenant je vien à entrer comme
Au lieu le plus secret du sainct temple de l'homme,
Comme en un lieu divin et sacré sanctuaire,
Lequel quand je contemple et en moy considère,
Je me sen tout apris de très granle merveille
Pour l'honneur et vertu d'une chose si belle,
Quoy que ce soit ce qui a généralement
Esté de mesme voix et d'un consentement
De (2) tous, nommé cerveau est bien chose divine,
Combien que de semence ell'ait son origine ;
Car cete haulte masse en nous qu'est ce, sinon
Le siège merveilleux de justice et raison ?
Donc la condition des humains par moy doit
Avecq' double douleur estre plainte à bon droit
Qui, ne prenantz point garde à un si bel ouvrage

---

(1) vêtir. (2) par.

Et céleste et sacré, à grand pene en usage
Le mectent-ilz jamais avec la révérence
Qu'ilz doibvent. Car d'où vient que l'homme a la semblance
Et nom de petit monde ? Est-ce pas, en partie,
A raison du cerveau ? Qui, pour la sympathie,
La forte liaison et saincte affinité
Qu'il a avecq'le ciel, de ce cause a esté ?
Cete lumière belle et lueur éclatante
Laquelle vient du fondz du cerveau reluisante
Se porter aux deux yeulx du chef (1), lampe jumelle,
Est-ce pas témoignage et preuve très fidelle
De la grand'amitié qui conjoinct et assemble
Le cerveau et le ciel associez ensemble ?
Mais c'est icy assez laissantz à part l'usage
De décrire les partz d'un si célèbre ouvrage,
Plus digne à admirer aux humains en silence
Pour ses belles vertus, actions et substance,
Qu'à décrire, n'estant aisé de dignement
Les poumons réciter. Or son commencement
Du cerveau la substance et sa source première
Prend de la plus subtile et plus saine et entière (2)
Portion de semence et plus spiritueuse ;
Elle a son action pour ce plus généreuse.

CHAPITRE V

DES TROIS VENTRICULES ET CAVITÉS DU CERVEAU
ET DU RETZ ADMIRABLE

Au cerveau my parti en deux, trois cavités
Et ventres il y a : deux sinuosités
Se trouvent en la part de devant vers le front
Qui forment le premier ventricule et qui sont
Les organes du sens intérieur, remplies
D'un divin et sacré esprit et accomplies
De céleste vertu (3). Le ventre du milieu
Est une cavité assez ample et un lieu

---

(1) corps. (2) sincère. (3) lueur.

5

Creux et profond qui suit le premier ventricule,
Par lequel cet esprit dedans l'aultre cellule
Et creux postérieur est porté et transmis
Vers le petit cerveau où situé et mis
Est le ventre dernier, caverne tressaillante,
Goufre cave et profond et source ruisselante
De l'esprit animal. De là sort de l'espine
La mouëlle, et de là tirent leur origine
Les nerfz durs, et de là s'épand le mouvement
Par les membres vivantz avecq'le sentiment.
Mais alors qu'il advient ces ventricules creux,
Dont noùs avons parlé, se remplir de visqueux,
Lentz et grossiers humeurs, l'esprit demeure lors
Profondément pressé et étoufé : du corps
En toutes partz des nerfs cesse du tout l'office
Du mouvement ; aussy se perd tout l'exercice
Avecq'le sentiment : alors pour ne pouvoir
Aussy le creux poictrail son mouvement avoir,
Le cœur, estant privé de respiration
Et d'air, perd, offusqué, toute son action.
Il nous fauldrait avecq' plus grande diligence
Rechercher du cerveau la nature et puissance
Pour exposer comment et où se peult parfaire
Du sens intérieur l'action ordinaire;
Mais en cete recerche indubitablement
Nous demeurons confuz et pleins d'étonnement
A toute heure et contrainctz confessons nos esprits
D'un éblouissement obscur estre surpris,
Empêchant que, d'un œil fidel et lumineux,
Voir tous ces mouvements ne puissions merveilleux.
Pour cete cause ici nous n'osons éplucher
Chose tant honorable, à laquelle approcher
Ne peult de notre esprit la grand' infirmité
Et en ce ne pouvons assez ta déité,
O père et souverain Créateur, recongnoistre
Qui en nous clèrement empreins et fais paroistre
De ta divinité les marques et les traces,

---

(1) en sa.

Et de ton sainct esprit les excellentes grâces ;
Pourquoi m'arresteray-je à l'honnneur et louange
De ce retz admirable, où se loge et se range
Où se forme et se faict tout cet esprit céleste
Et animal pourtraict de Dieu tant manifeste ?
Çar veu que tous ces beaux secretz nous sont cachés,
Ne pouvantz à nos yeux se découvrir assez,
Il suffit seulement les décrire et pourtraire
D'une façon commune et coustume vulgaire.

CHAPITRE VI

DES YEUX ET DE LEUR USAGE ET COMPOSITION.

Des yeulx estincellantz maintenant la structure
Excellente nous reste à dire, et la figure,
La situation et le nombre ordinaire.
L'œil de figure est rond et tout orbiculaire ;
Assis au lieu plus hault de tout le corps de l'homme
Pour la commodité de son office, comme
En une haulte tour et guette afin de voir
De plus loing et pour mieulx exercer son debvoir,
Pour contempler du ciel les riches ornementz
Et des astres luisantz les divers mouvementz.
Or l'œil double et jumeau faict en l'homme a esté
Pour un grand bien et par grand libéralité
Par la nature, à fin que l'un des deux estant
Perdu, par le moyen de l'aultre encor restant,
Tout entier on se peut gouverner et conduire
Et choisir ce qui peult ou aider ou bien nuire.
Davantage il est bien utile et salutaire
Que l'œil soit double en nous parce que nécessaire
Et besoing il n'est pas de voir tant seulement
Les choses qui nous sont présentes au devant,
Mais celles-là aussy qui nous sont rapportées
Obliquement, des yeulx à costé présentées.
De l'œil toute la belle et luisante structure
Et composition est faicte par nature
De quadruple tunique et trois humeurs enséble :

Des layes la première est celle qui assemble
Et qui conjoinct les yeux à la tête, nommée
Conjonctive d'aucuns ; la seconde cornée
S'appelle, de couleur lucide et transparente
Comme corne, des bordz formée et provenante
Et des productions de cete dure mère
Dont nous avons parlé, s'ensuit la raisinière,
Ressemblant au raisin, teinte de couleur perse :
Elle se nomme aussi iris, pour la diverse
Couleur de l'arc en ciel qu'elle imite ; en icelle
Se resserre et enceint la luisante prunelle
Et pupille des yeux qui, soubz un vif image,
Semble au vray rapporter le pourtrait et visage
De tout ce qui aux yeulx se rend et communique.
Des yeux la quatriesme et dernière tunique,
Est dessoubz celle-là, par plusieurs surnommée,
Non sans bonne raison, du surnom d'araignée,
En laquelle l'humeur cristallin renfermé
Est fort curieusement, par lequel est formé
De la veue le sens, et toute l'action
Qui procède des yeux nommée vision.
Or cet ouvrage estant de si grand'excellence,
Rayonnant, éclatant (1), et de beauté immense,
L'amitié et l'accord témoigne assurément
Qui lie (2) le cerveau au ciel étroictement.
Faut-il que je m'arreste à décrire des yeulx
Les trois humeurs, leur force et leur corps lumineux (3) :
Le premier, à l'aubin et blanc d'un œuf humide
Ressemblant en son corps et subtil et fluide ;
Il sert pour arroser et humecter l'humeur
Cristallin et par sa transparente splendeur
Tout esprit visuël pénètre agilement.
Le second des humeurs qui suit prochainement
Est le vitrée, en tout fort semblable et pareil
A du vairre fondu ; son usage est en l'œil
De renfermer l'humeur cristallin qui s'enserre
En icelluy ainsy qu'une luisante (4) pierre

---

(1) rougissant. (2) conjoinct. (3) radieux, (4) précieux.

Et bague, en un aneau poly est enchâssée
Et d'une artiste main en métal agencée.
Le troisiesme de tous et dernier est l'humeur
Cristallin qui disperse et épand sa lueur
En toutes partz de l'œil ; car c'est comme un luisant
Poly et net miroir de soy resplendissant
Et n'empruntant (1) d'alieurs sa lueur et lumière
Que de sa vertu propre et nature première.

CHAPITRE VII

DU NEZ ET DES OREILLES

Pour faire fin, du nez il nous reste à traicter
Et de l'oreille molle à fin que rejetter
Notre (2) œuvre aucun ne puisse et manque ne l'improuve,
Ainsy que quand quelqu'un, par cas fortuit, se trouve
Et rencontre imparfaict, sans nez et sans oreille,
Nous en avons horreur et l'avons à merveille.
A l'homme doncq'le nez a donné la Nature
Et la narine ouverte, autant pour la figure,
Pour l'embellissement, l'honneur et la beauté
Du visage, que pour la grand commodité
Afin qu'élargissant du nez (3) les ailes tendres
Il puisse aspirer l'air et le puisse aussy rendre ;
Afin que le cerveau se puisse décharger
Par là commodément et, humide, purger
De tous ses excrémentz et superflus humeurs ;
Afin qu'en reçevant par le nez les odeurs,
Le sens et l'action du flairer se perface.
Mais pourquoy faicte d'os du nez toute la masse
N'a elle esté ? — De peur (4) que rompre et reboucher
Ou se casser ne peut quand heurter et toucher
Il vient à quelque corps externe rudement,
Car estant mol au bout, par un coup véhément
Il n'est si tôt blessé que d'os creux s'il estoit
Du tout faict et formé. Aussy comment pourroit

---

(1) ne tirant. (2) mon. (3) creux l'aile, (4) afin.

Avecq'les mains et doigtz se moucher le morveau
Et excrément qu'on voit distiller du cerveau
Visqueux, lent et gluant comment (1) il est sinon
Par le bout mol du nez ? Doncq' pour cete raison,
La sagesse de Dieu, immense créatrice
De toute chose, a mis avec grand artifice
Vers les extrémites et du nez la bordure
Comme un rempart traictable ou bien une closture
De cartilage molle, afin que le morveau
Et l'humeur froid qui coule et descend du cerveau
Se puisse mieulx tousjours moucher et repousser
Lorsqu'on vient de la main le bout du nez presser.
Après le nez, des deux oreilles au derrière
Des temples raboteux fichées de matière
Molle et tendre d'autant qu'elles sont à l'injure
Et rencontre des corps externes de nature
Subjectes, il me (2) fault encor icy traicter
Et leur utilité bresvement réciter :
Par icelles se faict le tendre sentiment
De l'ouye, au moyen d'un fort apte instrument
Qui est un nerf sonnant et musical, pressé (3)
Par l'air extérieur des sons et voix poussé.

Soit icy, Apollon, la fin de mon labeur
Et le but désiré : une aultre fois (4) l'honneur
De l'esprit et beauté en vers nous chanterons
Et de l'âme au sainct temple et palais entrerons.

---

(1) ainsy qu'il. (2) me. (3) forcé. (4) par cyaprès.

FIN DU QUATRIESME ET DERNIER LIVRE.

TABLE DES CHAPITRES

—

LIVRE I

LIVRE II

FIN

Poitiers. — Imp. Blais et Roy, 7, rue Victor-Hugo.